■ 实用临床心理学书系

拼贴画心理疗法

コラージュ療法実践の手引き

[日] 森谷宽之 /著　吉沅洪 /等译

重庆出版集团 ⓖ 重庆出版社

COLLAGE RYOHOU JISSEN NO TEBIKI

Copyright © 2012 Hiroyuki Moritani

Chinese translation rights in simplified characters arranged with KONGO SHUPPAN

through Japan UNI Agency, Inc., Tokyo

本书中文简体字版由日本金刚出版株式会社独家授权重庆出版社
在中国大陆地区出版发行。

版贸核渝字(2016)第062号

图书在版编目(CIP)数据

拼贴画心理疗法 /(日)森谷宽之著;吉沅洪等译.—
重庆:重庆出版社, 2017.9(2019.11重印)
ISBN 978-7-229-12427-4

Ⅰ.①拼… Ⅱ.①森… ②吉… Ⅲ.①精神疗法
Ⅳ.①R493

中国版本图书馆CIP数据核字(2017)第161676号

拼贴画心理疗法
PINTIEHUA XINLI LIAOFA
[日]森谷宽之 著 吉沅洪 等译

责任编辑:刘 喆
责任校对:刘小燕
装帧设计:卢晓鸣

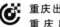 重庆出版集团
重庆出版社 出版

重庆市南岸区南滨路162号1幢 邮编:400061 http://www.cqph.com
重庆出版社艺术设计有限公司制版
重庆友源印务有限公司印刷
重庆出版集团图书发行有限公司发行
全国新华书店经销

开本:710mm×1000mm 1/16 印张:14.25 字数:260千 彩插:8
2017年9月第1版 2019年11月第2次印刷
ISBN 978-7-229-12427-4
定价:42.00元

如有印装质量问题,请向本集团图书发行有限公司调换:023-61520678

中文版序

这次能够将我写的有关"拼贴画心理疗法"的专业图书,介绍给中国的各位同仁,我感到非常高兴、非常荣幸。

拼贴画心理疗法是1987年5月,我一边思考"如何能在缺少箱庭道具的地方,正常实施箱庭疗法",一边和朋友交谈时,突然想出、命名和提倡的一种方法。拼贴画心理疗法只需剪下图画、照片或文字,粘贴到底纸上。它是一种非常简单的方法,但是适用范围非常广泛。

拼贴画心理疗法,大体具有如下特征。

1.只需"剪下,粘贴"。操作简单明了,不需要特别的技巧。

2.对不擅长语言表达、不擅长绘画的人也适用。

3.不需要任何费用。可以用一些废弃的旧杂志等当

4.不限场所,不限国籍。即使是在狭窄的屋

5.从小孩到老人,适用于任何年龄段的人。

6.从精神疾病、神经症患者,到健康人群,都可 用拼贴画心理疗法。适用范围广泛。

7.每次(面谈)都可以重复使用。

8.不仅适用于个人面谈,也适用于团体辅导。

9.被认为是一种非常安全的技巧。因为使用的道具是日常生活中常见的素材,且来访者有中途停止创作、拒绝创作的自由。

10.创作出来的拼贴画作品,可以用来进行心理测试、心理评估。另外,一段时间以后回顾拼贴画作品,可以分析心理治疗的进展情况。

11.在"剪下，粘贴"的拼贴画心理疗法中，来访者创作出的作品，表现形式非常多样。

以上就是拼贴画心理疗法的一些基本特征。

这次能将我的这本书介绍到中国，都是托了吉沅洪老师的福。日本京都文教大学于1996年建校，吉老师就在那里就职。1998年的时候，我也到了京都文教大学和吉老师一起任教。由于有了这样的缘分，在第一届表达艺术心理疗法国际学会（苏州，2007年8月）的工作坊中，我对自创的"九分割统合绘画法""拼贴画心理疗法"这两种方法，进行了详细的介绍和讲解。吉老师当时帮我做了全程翻译。另外，当时也得到了苏州大学陶新华教授的很多支持。2009年的时候，由于桑志芹教授的关照，我能够在南京大学举行研修会。我真心地感谢这些中国同行。

在此，向以吉沅洪老师为首的，担任本次翻译工作的唐妍老师、汪为老师、陈婷婷老师、祝心怡老师、马珊珊老师，致以衷心的感谢。另外，也衷心感谢在中国为我做口译的许英美老师。

这次能为中国心理健康事业的发展做一些事情，我感到非常高兴。

衷心希望今后能够相互交流、共同发展。

森谷宽之

2016年4月18日

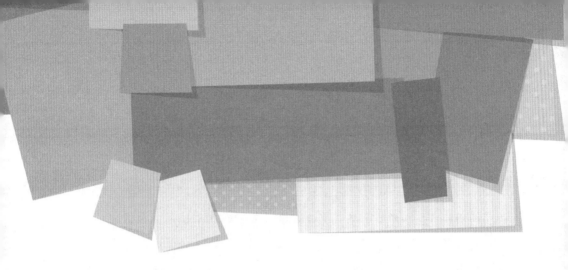

序

　　拼贴画心理疗法，是笔者在1987年尝试扩展箱庭疗法的适用范围时无意中创造出来的一种心理治疗的方法。也可以说，这是一个结合了毕加索的美术拼贴画的艺术价值和箱庭疗法的经验的再发现。

　　拼贴画心理疗法只要使用一些废弃的杂志或宣传册等，用剪刀剪下上面的图画、照片或文字，再在底纸上进行拼贴后用胶水粘上即可。如此简单明了的方法，不仅适用范围极其广泛，同时也具有深刻的内涵。从精神病或神经症患者到普通健康的人群，从幼儿至老人，几乎适用所有的年龄段和不同的病症。可以说这是艺术疗法之中适用范围最广的一种疗法。

　　近年，想从基础开始学习拼贴画心理疗法的心理咨询专业人员开始逐年增加。但事实上，能够应用于实践的基础性教材至今仍然处于摸索阶段。至2006年出版的一系列"拼贴画心理疗法"的相关图书，由于内容有误等各种原因当下几乎都已经绝版了。因此，伴随着推进教育研究的发展，出版基础类参考书已是大势所趋。笔者也认为，拼贴画心理疗法作为艺术疗法之一，必须在正确记载其历史事实的同时流传下去。

　　本书以笔者于过去20多年里，在日本心理临床学会、日本临床心理士会、日本箱庭疗法学会、日本游戏疗法学会，以及其他各类"拼贴画心理疗法研究会"中所使用的讲义内容为基础编写。随着笔者拼贴画心理疗法经验的深化，把这20多年来相关研究在学界中的发展等内容都充实贯彻于其中。

　　本书分成第一卷和第二卷两个部分。第一卷主要叙述了拼贴画心理疗法的构思历程和理论背景，又溯本求源，回顾了日本20多年的拼贴画心理疗法历史。在第二卷里，则记述了拼贴画心理疗法的实践方法。有不少读者喜欢直接从第二卷开始读起，其实也无伤大雅。但是请切记，如果对拼贴画心理疗法的基础理论一无所知而只是实践"剪贴"的话，发生危险的可能性是非常大的。此外，如果认为疗法实在是过于简单，因而不知不觉忽略了背景知识的话，很容易产生一些认知上的误解。因此笔者想要劝诫读者们，一些单纯的方法论背后的基础性理论学习是十分必要的，本书的特色之一也正是作为此类基础性教材而著。就像笔者在第一卷里所说的那样，迄今为止已经出版的拼贴画心理疗法相关论文或书籍中几乎都省略了这部分内容。并且不少文献也没有明确记载拼贴画心理疗法的相关由来、先行研究甚至一些典故出处。这类违反研究原则的行为是需要防微杜渐的。

最后，无论是拼贴画心理疗法初学者从基础开始学习拼贴画，还是有过拼贴画心理疗法实践经验的读者再次考察和确认至今为止的经验和基础理论，请务必阅读此书。谢谢。

森谷宽之

2012年3月

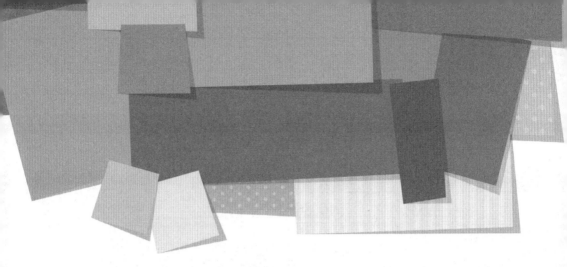

目　录

中文版序 / 1

序 / 1

第一卷　拼贴画心理疗法的由来

第一章　拼贴画心理疗法的开发过程 / 3

　　第一节　研究开发的制作动机——需要是发明之母 / 3

　　第二节　构思, 假说, 突破 / 5

　　第三节　面向心理临床实践出现的各种技术性难题 / 10

　　第四节　确认效果——心理临床实践能力的必要性 / 11

　　第五节　理论化 / 12

　　第六节　最初的公开报告 / 12

第二章　拼贴画心理疗法的构想及其理论背景 / 18

　　第一节　卡尔夫的《卡尔夫沙盘疗法》/ 19

　　第二节　《箱庭疗法入门》中的"箱庭疗法" / 21

　　第三节　《托普斯的知》中的"箱庭疗法" / 22

　　第四节　森谷的"构想"——"现成品(Ready-Made)的组合"的意义 / 25

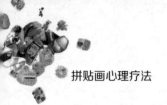

第五节　从艺术到艺术疗法(心理疗法) / 26

第六节　所谓"疗法" / 46

第七节　来访者创造的拼贴画 / 50

第八节　总结——拼贴画的复数坐标轴 / 52

第三章　拼贴画心理疗法的发展历程 / 56

第一节　箱庭疗法和拼贴画心理疗法的历史年表 / 56

第二节　研究背景——拼贴画心理疗法的前期研究 / 65

第三节　日本拼贴画心理疗法的初期文献 / 67

第四节　海外的初期文献 / 68

第五节　《杂志·照片·拼贴画》(*Magazine Photo Collage*) / 73

第六节　解题——MPC法和拼贴画心理疗法 / 74

第七节　拼贴画心理疗法研究的发展 / 80

第二卷　拼贴画心理疗法的应用

第四章　拼贴画心理疗法的应用方法 / 87

第一节　制作步骤 / 87

第二节　制作前的准备 / 89

第三节　裁剪素材的准备方法 / 91

第四节　收集剪切素材的方法 / 94

第五节　应该收集哪些素材 / 95

第六节　拼贴画制作中的态度 / 102

第七节　拼贴画制作后 / 105

第八节　团体中的制作实习 / 105

第九节　各种各样的研究 / 108

第五章　拼贴画心理疗法的评估 / 111

第一节　箱庭疗法的评估及其思考 / 112

第二节　评估的基本思路 / 114

第三节　作品的评估——各种各样的判断标准 / 121

第四节　有关判断标准的意义 / 123

第五节　根据主题的评估 / 131

第六节　症状的评估 / 131

第六章　拼贴画作品以及心理发展课题的主题 / 132

第一节　埃里克森的社会心理发展理论概要 / 132

第二节　拼贴画作品的发展变化——从统计调查的数据
　　　　来看 / 138

第三节　小学生的拼贴画作品 / 142

第四节　青春期——中学生的拼贴画作品 / 149

第五节　成年早期——20岁组的拼贴画作品 / 155

第六节　壮年期——成人期的拼贴画作品 / 159

第七节　老年人的拼贴画作品 / 162

第八节　总结：贯穿拼贴画作品中的"旅行"主题 / 163

第七章　拼贴画心理疗法的实践 / 165

第一节　不登校学生的拼贴画心理疗法个案 / 166

第二节　抑郁性神经症来访者的拼贴画心理疗法个案 / 176

第三节　总结 / 185

译者注　关于"不登校"的日本文化概念 / 186

参考文献 / 190

后　记 / 214

译后记 / 216

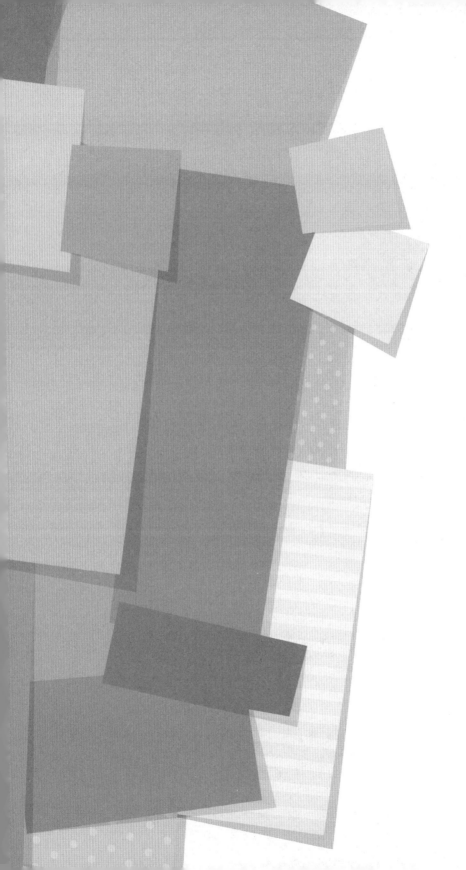

第一卷　拼贴画心理疗法的由来

第一章　拼贴画心理疗法的开发过程

2009年8月份，笔者在日本拼贴画心理疗法学会设立的主题演讲中，将研究分8个探索阶段进行说明，即：1.制作动机；2.构思，假说，突破；3.实践——技术性困难的克服；4.确认效果——心理临床实践能力的必要性；5.理论化——知识的积累；6.公开报告——与先行研究的关系；7.来自其他研究者的重复实验，验证，批判；8.普及——研究会，学会（森谷·西村，2010）。本书第一卷在这些内容的基础上，叙述关于笔者的拼贴画心理疗法开发的各个阶段。第一章是上述的1—6阶段，换言之，叙述到公开报告为止的这段路程。理论化的详细过程在第二章中叙述。报告后的关于普遍推广的经过（上述7、8两阶段）则在第三章中叙述。

第一节　研究开发的制作动机——需要是发明之母

关于拼贴画心理疗法开发的详细经纬，笔者最初写在《拼贴画心理疗法入门》（1993）的"简介"里面。首先想表达歉意的是，这里会出现一些重复的内容。

所有的研究都是开始于动机。如果没有动机的话，任何事都无法开始进行。所以说"需要是发明之母"。

心理疗法的原则是以交谈的形式展开，但很多来访者不擅长交谈。几乎所有的来访者都无法将自己的心中所想很好地传达给对方（心理咨询师）。所以，为了让来访者把自己的想法以某种形式表达出来，这是心理咨询师需要下功夫的地方。不同的咨询师为此想了各种各样的办法。比如，罗杰斯的心理咨询的基本原则，就是促进来访者内心表达的重要方法之一。在笔者看来，表达不单只有对话，还有讲述做过的梦，或是把语言用画的形式表达出来。但是，梦也没做过，画也不擅长的人有很多。所以这个时候有箱庭设备的话那就帮大忙了。但是，在1980年代，要想进行箱庭疗法，得有万事俱备的好环境，可是那样的机会却不多。即便是到了今日，咨询师和咨询机构已经尽可能地完善箱庭的环境，但是状况却没有太大改变。例如，大震灾中进行心理援助的时候，能够使用的方法就很受局限。在这种情况下，笔者开始思考，难道就不能有可以和箱庭疗法所匹敌的技术吗？

1985年，笔者当时在爱知医科大学附属医院工作，受在小儿科任职的藤本孟男教授的委托，给孩子进行心理咨询。那里没有任何能够实施游戏疗法等的设备。当然，箱庭疗法的设备也没有。在什么设备都没有的地方却必须给幼小的孩子进行咨询。笔者下定决心，在这种什么都没有的情况下，不管怎样都要试试看。迫于需要说不定就会想出什么好点子。

笔者自认为正因为自己没有什么艺术才能，才开发了供那些即使没有艺术才能、不擅长绘画的人也可以运用的艺术疗法。对没有艺术才能的人进行艺术疗法正是笔者的一贯做法。这让笔者想到了"九分割统合绘画法"疗法（森谷，1986；1987）。这个疗法是笔者在研究"画框法"（中井，1974）的途中，也就是1983年春天的时候，在翻阅金刚界（指佛教密宗，译者注）曼陀罗图典时受到的启发。这是一种在A4纸上画出边框，再把画面分成3×3的9个小方格，然后在这些方格里绘画的方法。由于分割后的画面变得比较小，即使不擅长绘画的人也能够很容易掌握。单格绘画面积虽然变小了，但因为能够画9小幅画儿，信息量反而增加了，这与一般的绘画法相比更加有效了。在这里重点要说的是，虽然笔者将此称为绘画法，但与其说是单纯的画画儿，不如说是把浮现于来访者脑中的画面记录下来，比起"绘画法"更侧重于"联想法"。这也是笔者一直在研究言语联想法的原因。这个方法促进了绘画（也可以说是联想）的完成。这个成果请大家去阅览拙著《抽动症（Tics）的心理疗法》（金刚出版，

1990)《儿童艺术治疗——箱庭·绘画·拼贴画》（金刚出版，1995）这两本书。但是，在这样的绘画法上再怎么下功夫，我觉得也比不过箱庭疗法。如果把九分割统合绘画法和箱庭疗法单纯地进行比较的话，九分割统合绘画法最基本的就是呈现出9幅画，但是箱庭疗法中放在沙箱上的迷你玩具有9个以上。单纯从信息量上做比较的话还是箱庭疗法更好一些。当然，九分割统合绘画法也有它独特的作用，直接这样比较效果还是有些难度的，而且在当时，涂鸦法也是经常使用的临床咨询方法。虽然如此说，箱庭疗法的确更具有优势。于是，从那时起，笔者就有了一个初步的想法：想要一个便携式的箱庭。

在这里重点要说的是，笔者用自己的方法探究了绘画法，其结果是箱庭疗法治疗技术更卓越超凡。根据这一认识，这两种技术难分优劣的说法，就不成立了。绘画法和箱庭疗法要是能对等的话，就不会想要开发拼贴画心理疗法了。

第二节　构思，假说，突破

一、奇妙的契机

拼贴画心理疗法的构思是从奇妙的契机开始的。

1986年12月4日，笔者大学时代的后辈，当时在金沢（金泽）美术工艺大学的小林哲朗氏寄过来一封信。那个时候，笔者在爱知县。彼时，笔者与他并没有频繁的联系，却突然收到了他的一封来信。好像是他的学生的毕业作品是制作小型箱庭，想向笔者寻求参考。原文是这样的"听说森谷您制作出了迷你箱庭，是用了什么样的方法呀"。这真是不可思议的一封信。笔者实际上根本就没有做过迷你箱庭，也没想过要做它。但是，迷你箱庭这件事可能是在什么地方提起过。笔者回复道"这个传闻虽然有误，不过还是希望有一个迷你箱庭，等东西都准备好了的话好像可以试着使用一下"。当时，笔者集中精力忙着撰写有关抽动症（Tics）的博士论文，随后把这件事忘得一干二净了。

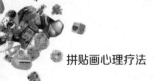

二、《拼贴画论》的登场

1987 年 2 月，池田满寿夫所著的《拼贴画论》出版。"拼贴（collage）"这个词笔者在很久以前就知道了。但是，这个词一般不作褒义使用，例如"这篇论文拼贴（复制粘贴）的东西过多"。

笔者是在报纸的广告上发现这本书的，也不知道为什么就是对这本书非常感兴趣，故而特意下了订单把书买来。在报纸广告上看见并特意去订购图书，也不是很稀奇的一件事。这本书既总结了拼贴画，还讲解了拼贴画的由来。

《新潮世界美术辞典》介绍的拼贴（collage，拼贴画）是"用糨糊进行粘贴的意思。这个字从立体主义的贴纸图案（papier colle）发展而来，意指将本来毫无关系的各种图像，以与最初的表达目的完全不同的方法结合在一起，将别样的美、幽默和浪漫风格导入到绘画里……"笔者认为这是本引人深思的书。

但是，笔者当时并没有产生开发拼贴画心理疗法的想法。又有多少人能在读过这本书之后就想出"拼贴画心理疗法"呢？笔者也没有在读完该书后，立马将拼贴画和箱庭疗法联系到一起。如果读者是想了解拼贴画的历史起源，那么推荐读该书。同时，笔者也希望读者可以借此发现，从这些书中没有办法衍生出拼贴画心理疗法。这是因为"美术的拼贴画"和"疗法的拼贴画"是完全不同的两种东西，希望读者可以确认两者"方向性的差异"。很多关于"拼贴画心理疗法"的讲解中，大多写着"毕加索的拼贴画→拼贴画心理疗法"，笔者会直截了当地指出这是错误的。笔者在这里再次说明，读了这些书后，确实并没有产生开发拼贴画心理疗法的想法。该问题将在第二章进行详细的讲解。

笔者确实饶有兴趣地阅读了此书，可能也在心中留下了某种印迹，但可能也就仅此而已。

补充阅读

胶原蛋白（collagen）

拼贴画是用糨糊粘贴之意。

日语的"糨糊"一词是"米"字旁，暗指其成分是淀粉。曾经日本人要是需要黏合剂的话，就碾碎饭粒。但是拼贴画的黏合剂，不是淀粉，而是动物结缔组织——蛋白质胶。用藤本（1994）的话说，胶原蛋白一词来源于拉丁语，取自"制胶的基本"之意，这也就是胶原蛋白（collagen）的由来。

其特征是，1."细胞之外"的东西，2."纤维状"。依靠胶原蛋白，细胞和细胞才被黏合在一起，从而组成更大的生物体。如果细胞和细胞之间没有胶原蛋白连接的话，那这个生物就是单细胞，不可能再变大了。胶原蛋白在肌肤、骨骼、软骨、肌腱、血管壁、牙齿等地方大量存在，约占高等动物体内蛋白质的30%。从牛和猪的皮等地方可以提取大量的胶原蛋白。

人体皮肤真皮层的90%是胶原蛋白，它能够改善皮肤的肌理，增加弹性，锁住水分。随着身体老化，干燥的时候皮肤就会变得干巴巴的。

胶原蛋白用在黏合剂（胶）、人工血管、皮肤抗皱、隐形眼镜、烫伤贴的材料、化妆品（保湿剂）和明胶的制作上。

三、突破——便携式的箱庭疗法

1987年4月初，笔者向京都大学提交了博士论文《关于抽动以及图雷特氏综合征的临床心理学研究》（Gilles de la Tourette）。具体内容就是将抽动症状在箱庭、梦境、绘画中所表现出的特征进行了理论化（拙著《抽动症（Tics）的心理疗法》，金刚出版，1990）。这项久拖成心病的课题终告一段落，笔者觉得可以松一口气，打心底觉得轻松了不少，但接下来要研究什么还没有考虑清楚。

在论文提交一个多月之后，也就是5月中旬，笔者在精神病医院兼职，每天在结束与所负责的各病号楼的来访者们的面谈后，傍晚5点之前回到药房，在那里与同事们畅所欲言地聊着天，到了下班时间就回家，像这样过着普通的生活。

这时，笔者突然想起貌似有一位想要开发迷你箱庭的学生，的确，要是有的话会很方便。到底箱庭疗法的本质是什么？笔者一边思考一边把"便携式箱庭"的构思说出来。听了这个构思的朋友江口升勇说，如果把使用在箱庭上的人偶等迷你玩具用画在纸上的画儿来代替会怎么样。他的

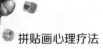

想法是把画有人偶的卡片立在沙子上。笔者听了这个想法的瞬间一下子醒悟了：全部都用纸来做，连沙箱也不需要。这样一来，所有的思路都总结到一起了。那时，笔者所察觉到"箱庭疗法的本质就是立体的拼贴画"。那时的心境也记录到《拼贴画心理疗法入门》的"简介"里了。"突然觉得这是多么不可思议的事情""为什么这么简单的事情在这之前没明白"，心里不禁有这样的想法。说到"想出来"，有的是渐渐地考虑成熟，但也有一下子"全都明白了"这样灵机一动的时候。一瞬间关于这一技术是怎样的一回事，理论依据甚至对拼贴画技术是带有多么强烈的冲击和扩展性的技法等都想明白了。箱庭是利用立体的玩偶，以产生多种多样的表达可能性，然而即便是在平面上的拼贴组合，从构想上也能断定其具有可以和箱庭所匹敌的利用价值。

用开天辟地来形容这一发现，也不为过吧。眼前这突然被开辟的新天地，一览无余。即使细节方面还需要改善，但在那时笔者的脑中已经初步完成拼贴画心理疗法的构建。至今为止的十几年箱庭疗法的经验，1984年读的《托普斯的知》（河合、中村，1984），1987年春阅读《拼贴画论》，这些知识被输入到我的大脑里（图1-1）。靠着它们才能够在构思的瞬间将相关内容联系到一起。当下，理论在大脑中已经全部成形了。剩下的就差在实践中来证实这一构思了。

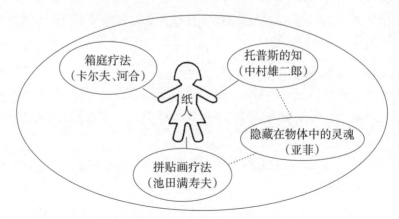

图1-1　拼贴画心理疗法的起源（森谷，2002）

四、拼贴画心理疗法的发现——拼贴画价值的再发现

关于笔者发现的拼贴画心理疗法的具体内容，将在第二章做详细介绍，但有一点需要强调的是：笔者并非是将美术（艺术）的拼贴画直接原封不动地变成拼贴画心理疗法的。

各种各样的艺术技法，除了拼贴之外还有很多。在这些技法中，拼贴有着能和箱庭疗法所匹敌的利用价值，这就是笔者的发现。因此，笔者并不是直接把艺术拼贴画用在心理临床中。如果是这样，那么其他的任何技法也都可以随便使用到心理临床上了。所以关键是要衡量它是否具有能像箱庭疗法一样发挥同等作用的价值。

"如果说箱庭疗法是使用沙子，那么，黏土也同样具有与箱庭疗法的等效作用"这一假设应该也可以成立。按理说"能够像箱庭疗法一样发挥同等价值的就是黏土疗法"这种说法也应该可以成立。但是，笔者并没有采用黏土。虽然黏土确实具有它特有的利用价值这一点不可否认，不过笔者认为黏土疗法没有箱庭疗法那样的扩展性。

因此，可以说，要是没有箱庭疗法，拼贴画心理疗法就无法成立。国外咨询界也会把各种艺术方法使用在心理疗法上。拼贴作为其中之一，好像也有人在使用。也可以说拼贴画确实并非是什么特殊的东西。但要是这样的话，被称为立体拼贴画的拼凑艺术等不也可以在临床治疗中使用了吗？如果这种假设成立的话，就没有必要新开发"拼贴画心理疗法"了。故而，笔者想强调的是拼贴画心理疗法并不是其中之一。

兰德卡登（Helen B. Landgarten，1993）的"杂志·照片·拼贴画"疗法（Magazine Photo Collage）中的构思与拼贴画心理疗法相似。该疗法是以主题统觉测试（Thematic Apperception Test）为模板建立的。基于"可以突破民族之间的隔阂"，并且"可以和主题统觉测试相匹敌的方法"这样的概念才建立了"杂志·照片·拼贴画"疗法。就像"杂志·照片·拼贴画"疗法以主题统觉测试为基础才得以成立，拼贴画心理疗法也是在箱庭疗法的基础上才得以成立。

以示意图来说明的话，在其他国家可能是"作为艺术的众多技法之一的拼贴→应用到心理临床"这样的路线。而对在日本的笔者来说，在日本

的开发顺序是"箱庭疗法→拼贴画心理疗法"。笔者认为这里的差异是非常重要的。

第三节　面向心理临床实践出现的各种技术性难题

虽然将以纸作为媒介的意象进行黏合拼贴，在笔者的直觉上应该是适用于心理咨询与治疗实践的，但在现实中具体要怎么把这个导入进去，则碰到了很多技术性难题。从构想到实现这一构想，需要跨越很多细小的困难。

笔者从构想到的那天就开始准备。但是，一到关键时刻，就碰上意想不到的事。拼贴画需要可供剪切的素材。要选什么样的东西呢？又要收集多少呢？大小又要怎么规定呢？困扰的原因并不是可供剪切的素材缺乏，相反的是，可选择的东西太多了，不知道该怎么办才好。

还有，在心理临床现场遇到的案例也是千差万别的。那么与这些案例相匹配的素材有什么？能不能提供满足每位来访者内心的素材呢？因为考虑了很多，刚开始的时候没有进展也很正常。此外，是否真的可以证明这种心理疗法的效果呢？笔者出现很多疑问。一般这种情况下可能就放弃开发了吧。

后来回想这一时期，其实拼贴画心理疗法是很简单的，是无论谁都能够想到的东西。但是，在周围没有任何人做这个的时候，谁又敢说一开始就能预测到未来是如此光景呢？就好比听说过那座山是可攀登的后，无论是谁都能轻而易举地攀登了。"哥伦布竖蛋"也是这个道理。倘若听说过"拼贴画好像对心理咨询与治疗是有效的"，估计任谁都能开发出来。

那时，开发拼贴画技术还是要借助箱庭疗法的经验。笔者想到《箱庭疗法入门》（河合隼雄编，1969）一书的扉页图画。那本书刊登了当时（1960年后半年）玩具的照片。以现在的视点来看，玩具数量非常少。这启发笔者联想到剪切材料和杂志的数量，即便数量很少也应该是可行的。进而想到先从数量少开始，如果不足的话再慢慢增加就好。笔者也是在应用箱庭疗法时，想起每年会添加一些迷你玩具这样的经验。

箱庭疗法的迷你玩具是可反复使用的。但是，拼贴画素材使用一次就没了。这就意味着对来访者来说每次都是不同的刺激材料。这个应该能够推动来访者产生更有意义的体验吧。例如，箱庭疗法经常有被反复选择的物品（比如：奥特曼），这对来访者来说是必需品，同时也成为咨询师给出解释时的一个重要标记。从拼贴画心理疗法的情况来看，无法利用这一点。因为粘贴并不消耗什么，仅是单纯地放在底纸上，然后再回收。笔者也曾考虑过反复使用素材。但对来访者来说只有每回产生不同的刺激，作为心理疗法才具有价值。拼贴画的这种学术上的价值，能够说服那么多的研究者吗？

面对这些疑问，笔者认为必须准备一个能让人信服的答案：即便不是"同一个"刺激材料，但某种程度"相似的、同一种类的"刺激材料应该也是可以作为评价的参考点。这时荣格的原型理论帮了忙。荣格的原型理论是，现实世界有非常多的形形色色的意象，实际上它们能够还原成少数的、基本的意象。换句话说，父亲，母亲，阿尼玛，阿尼姆斯等，这基本的意象对人格的构成来说是很重要的。正是想起这个，对素材的解释就可以从基本的少数意象开始做起了。

箱庭是把迷你玩具放在架子上，所以来访者一眼就能把所有的迷你玩具浏览一遍。但是，杂志和剪下来的东西在短时间内，要怎么给来访者看才好呢？毕竟咨询的时间有限制，是非常宝贵的，不应该白白浪费。

事实上把这样的想法付诸实践的时候，遇到了各种各样技术上的困难。笔者把这些困难一个一个地反复思考、领会，务必突破它们。笔者一般是这周思考突破一个方面的难点，然后在下周实践。

另外，导入的时候要建立原则。总之实验的图案设计做到简单朴素，如果不是简单朴素的设定的话，在之后就很难证明到底有什么效果了。

底纸等使用白色的、大小均等的纸，不使用特殊用纸。剪贴材料也不使用特殊的东西，而是使用在哪儿都能获得的普通材料。

笔者能做的就是，从旧杂志上剪下图画或照片，因为粘贴这种行为已在心理临床实践中被证实具有有效性。在这基础上的更多细节部分是后人的工作了，改良等工作就委托给后人，所以笔者才采用最简洁的方法。

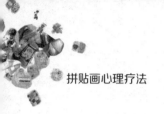

第四节　确认效果——心理临床实践能力的必要性

实际上，要想确认疗法的有效性，需要有开展心理咨询与治疗的实践能力。还有，需要适合的案例。当时，笔者恰逢在心理临床一线工作。从小孩到老人，从学生咨询到精神病患者治疗，涉及范围很广。最初笔者将这一技术运用到长期入院治疗的精神病患者中。他们不但没有不愿意，而且很配合。基于此，笔者认为这种方法确实是可行的。在那之后，这样的案例在不断地增加。

第五节　理论化

如何将实践理论化，并以一种经得起他人批判的形式发表，还存在着一些不得不克服的难关。为此，笔者必须运用至今为止所掌握的所有知识和经验。那时，我正好刚完成关于抽动症的博士论文。该论文也可以说是笔者当时所具有的知识和经验的最高点。包括以箱庭疗法、梦境分析、绘画研究，尤其是以"九分割统合绘画法"、心理测试等为基础的知识和经验。笔者还参考了池田满寿夫的《拼贴画论》、中村雄二郎和河合隼雄的对谈集《托普斯的知》这两本书的内容。尤其是"箱庭疗法的本质是现成品的组合"这句话，对笔者影响很大。要是没有中村雄二郎的发言也不能完成理论化的过程。关于这部分会在第二章中详细地说明。

第六节　最初的公开报告

笔者是1987年5月开始构想疗法，然后在半年后，也就是1987年12月5日，在第126届东海精神神经学会（静冈）上进行了公开报告。这之间仅有半年时间。估计是没有比这更快的报告准备了吧。日本精神神经学会的地方分会——东海精神神经学会会议是按季度召开的，每年可开数次会议。该学会规定，大会报告当天把报告摘要提交给事务局。摘要会在之后刊登在精神神经学的杂志上。学会报告虽然是在1987年12月，但摘要是在1988年5月在全国性杂志上发布。

笔者从想到拼贴画心理疗法，到公开报告为止这期间，没有跟任何人交谈过，全都是独自一个人做的，案例也全都是一个人弄的。当时笔者一个人还要负责照顾父母和孩子，但没有借助任何人的帮助。

以下是笔者最初的学会报告（1987.12.05）的节选（森谷，1988）：

森谷宽之. 心理疗法中的拼贴画（剪贴游戏）的利用. 精神神经学杂志，1988，90（5）：450.

此研究与箱庭疗法相比要简单（例如，可以在没有箱庭设备的各个病号楼实施）。因而研究重点在扩大箱庭疗法的利用范围上展开尝试。为了这一目的，首先要考虑的是把箱庭迷你化。尝试中的最大难题就是沙子的问题和玩具大小设定。至今为止似乎这样的尝试还没有人成功。

那么，在箱庭疗法中重要程度不亚于使用沙子的是作为表现手法所使用的"现成品"。方法就是，事先准备好从报纸、杂志、宣传册等剪切下来的部分，让患者从中选出自己喜欢的图片，粘到画纸上。这个技法并不是笔者独创的，而是从毕加索就开始了的现代美术的重要技法之一"拼贴"。

研究拼贴画心理疗法的人，有必要看先行研究。所以必须尽可能地收集过去报告过的文献。但是，很多人把这道程序给省略了，而是在没有入手过去原文文献的基础上，盲目地引用别人引用过的内容。但是，早期的文献中不知是故意还是过失，出现了记述上的错误，到后来就这样被原封不动地引用下去了。经过时代的变迁，错误也在不断扩大。现在，拼贴画心理疗法的文献就是这样混乱的状态（森谷，2008）。

为了避免这样的事情，早期的文献检索还是需要的。所以笔者决定在本书里也收录当时摘要的全文。这个摘要虽然非常短，但是把为了拼贴画心理疗法成立所需要做的事情全部写了出来。顺便一提，在公开学会报告的时候，拼贴画心理疗法诞生了。

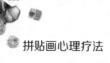

1987年12月学会报告之后，笔者一边搜集先行研究，一边给各种事例使用拼贴画心理疗法，来寻找技法的适用范围。特别要注意的是，这一技法不知是否有副作用。庆幸的是在笔者试行的范围内，还没有出现不妥的事。但是，又不能断定地说没有。意料之外的是没有找到先行研究。这个放在第三章第二节中讲述。

最初报告的时候虽然也有一定的反响，但1988年5月，摘要在全国杂志上被刊载之后，马上就有了很大的反应。例如，东京的式场医院的精神科医生秋元勇治（1988年6月8日邮戳日期），立刻发来一份请求资料的信件。秋元把自己的论文（秋元等，1987；长谷川等，1986）连同那封信也一起邮寄过来。笔者当时把平时积攒的还没报告的、几乎已经完成的论文（森谷，1990）送了他。

公开报告后，对很多相识的心理临床家们，笔者希望他们在询问先行研究的同时，能够对拼贴画感兴趣。当时，笔者号召大家："这个方法有很多可以应用的余地。现在不管做什么都属于创新，应该有大量的论文可以写。"1989年11月，笔者的第二次学会报告在第21届艺术疗法学会（京都）举行（森谷，1989）。论文原稿在1989年5月已经事先投稿了。

针对笔者的报告，台下的山中康裕和大森健一进行了提问。由于是份非常珍贵的历史性资料，所以想在这里保存下来（森谷，2008）。在《拼贴画心理疗法入门》出版时，为了回答山中的疑问，笔者认为从1993年5月到6月总结的东西，有必要再现一下。当时，把这份会议记录稿也寄给山中了。内容的概要记录在《拼贴画心理疗法入门》一书的简介中。会议主席是霜山德尔。

与山中康裕（时任京都大学教授）的对话内容总结如下：

恭听了如此让人深思的报告。森谷对山中（1989）言及拼贴画心理疗法，但山中知道拼贴画是二十年前的事了。

开展绘画治疗以来，来访者已经无法从单纯的绘画中得到满足，咔嚓咔嚓地剪一些昂贵的画集，不管是列奥纳多·达·芬奇（Leonardo da Vinci）还是其他人的画作，都拿过来剪下并粘到自己的作品中，这是最初的表现。

后来，山中出于治疗自己的目的，至今为止制作了1000张以上的拼贴画，并打算继续制作下去。这种情况下大家能够把它作为治疗方法提出来，对此致以崇高的敬意。

至今为止，我们都是请来访者自己选择材料，咨询师只是在旁边观察。从这次报告中我们觉察到了构思的转换，原来我们可以主动给来访者提供材料！这让我认为这次的报告很有意思。

让笔者感到吃惊的是，山中已经在二十年前就见过来访者的拼贴画作品，而且他自己也制作了1000张拼贴画作品。笔者反问道"为什么没有注意到箱庭疗法和拼贴画之间的关系呢？"山中的回答是"并不是没有注意到，其实一直都很在意。只是没有注意到单独把这个作为治疗方法，以一种新形式提出来而已"，再加上"自己一直在实践所有的艺术疗法，我认为任何艺术的表现活动都是一样的。只是它的特性各有不同"。

继山中之后接下来提问的是大森健一（时任独协医科大学教授）。

西丸四方的《精神医学》的教科书中刊载了某位患者用报纸或杂志剪切制作成的拼贴画照片。照片名为"精神分裂患者的奇妙行为"。这么说的话即便是沉默不语的来访者，制作拼贴画原来也是可能的！

"这种方法在某种程度上稍微注意一点的话，使用范围不就非常广了吗？""森谷有给精神分裂症患者使用拼贴画吗？""又是以什么样的目的对精神分裂症患者使用拼贴画的呢？"

对此笔者给予的说明是："剪切内容和箱庭比起来更自由，可以准备符合各个年龄段的箱子"；"从一开始，精神分裂症患者就是接纳此方法的群体。最大的目标是，无论如何即便是一点点也希望能够扩大表现的幅度。精神分裂症患者和焦虑症患者相比，反复粘贴这一动作会少一些。"

现如今再回顾一下这些交谈，会发现它们仍旧非常重要。两个人都谈到先行研究，对此笔者想阐述一下个人见解。

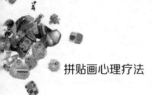

笔者在这次艺术疗法学会召开之前，就发现了山中（1989）的论文。这期也刊载了笔者的九分割统合绘画法的论文（森谷，1989）。因此对山中的发言并不是很吃惊。而令人吃惊的是，首先，山中是箱庭疗法的大家，虽然也在做着拼贴画作品，但是为什么没有往拼贴画心理疗法的方面去发展呢，不知道这个原因到底是什么。笔者在那时反问山中"为什么没有向拼贴画心理疗法发展呢"，但是答案对于笔者来说接受起来有点困难。所以在很长一段时间都抱有这个疑问。这个理由如今终于能够理解了。

1.也许是山中并没有开发拼贴画心理疗法的动机。山中喜好所有的艺术活动，虽说这些艺术活动的特性各有不同，但是山中认为它们具有相同的价值。既然有着同样的价值，就没有开发新方法的必要性了。没有箱庭疗法的话，绘画疗法也够用。

2.那个制作拼贴画的来访者，既有绘画能力，又能毫不惋惜地剪切昂贵的画集，貌似是经济上没什么困难的人。然而笔者开发新疗法是针对既没有绘画能力，经济也不富裕的人，和在不完善的环境下也希望能体验箱庭的人。正因这种需要，笔者才开发了拼贴画心理疗法。

3.山中在学会上叙述道"来访者已经不能满足于单纯的绘画了"才转移到拼贴画上。在这事上他以为拼贴画比绘画更深层次，在技术性上是更难的方法。所以，山中后来不是对缺乏绘画能力的来访者使用了这种方法，而是对自己使用了。

4.山中自己也说注意到箱庭疗法和拼贴画的关系。但是笔者认为，"拼贴画是能够和箱庭疗法匹敌的具有利用价值的方法"，山中并没有这样的意识。

大森的点评还具有其他的重要意思。当时，笔者并没有把山中和大森的点评作为拼贴画心理疗法中先行研究的重要情报。要说为什么，是因为笔者当时已经搜集了各种先行研究。

西丸四方（1949）的《精神医学》这本书笔者也有一本。学会报告时，笔者正在爱知医科大学就职。在这个新设的医科大学中，精神神经科的第一代教授正是西丸四方。西丸教授于1978年3月退休。笔者是这一年的四月份为了补空缺，以精神神经科助手的身份过来赴任的。西丸在退休后偶尔会来医科大学看看。但是，关于拼贴画的事什么也没有问过。关于我的业绩西丸也是什么都不知道。

现在，正值本书的执笔阶段，大森的点评不仅仅是作为先行研究文献的评语，笔者还意识到它还具有别的重要的意义。这个笔者打算在第三章中详细叙述，在这里只提出以下几点。

1."即便是沉默不语的来访者，制作拼贴画原来也是可以的"（大森）。和艺术没有关系，在自然状态下来访者进行的剪贴方法。

2.在开发来访者自身有需要的方法这一点上，山中的来访者也是如此。因而，山中和大森两个人的评语指的都是，在自然状态下来访者从自身出发根据需要开始制作拼贴画。

3.但是，心理咨询师忽略了来访者们行为的意义。也就是说西丸也忽略掉了。还有，看了这本教科书的很多精神科医生，包括大森在内，都忽略了这个行为的意义。此外，笔者尽管在以前明明也看了这本教科书，同样也忽略了。制作拼贴画的山中同样也忽略了来访者的提议。

4.拼贴画的方法是非常简单明了的，也是常见的东西。但是，笔者想要说的是，谁也没有轻易地看穿它的价值。所以笔者想指出，拼贴画心理疗法的发现并不是一件简单的事。

通过这次学会报告，笔者得到了很多的信息，另外也发现在东京出现了对拼贴画心理疗法很感兴趣的研究者。此后，大家一起协作推进拼贴画心理疗法的实践和研究。推广正在势头上。

第二章　拼贴画心理疗法的构想及其理论背景

经过第一章中所述的过程，笔者得以抵达拼贴画心理疗法的世界。相信读者在第一章中，业已简单了解到了拼贴画的理论背景，本章将进行更加详尽的介绍。为此，在介绍拼贴画之前，这里有必要再次反思对于箱庭疗法的认识。

在考虑"便携式箱庭"的可能性时，笔者一直在脑海里自问自答"箱庭究竟是什么，其本质是什么"。在这有关箱庭疗法的思考中，笔者终于萌生了新的疗法的灵感。

拼贴画心理疗法研修会当中，笔者总是对与会者提出这样的问题："如果对那些对箱庭疗法一窍不通的人说明箱庭疗法的话，你会怎么去说明呢？请以'箱庭疗法是……'这样的句式试着说明一下。"

大多数的人，都会这样回答："箱庭疗法是从放满迷你玩具（miniature，译者注）的架子上选出喜欢的东西，再摆放到沙箱里，以创作作品的方法。"这个时候，笔者常常会再追问："完全正确。那么，刚才的这个说明以及定义的创始人又是谁呢？"大多数人常常回答不上来，而对于箱庭疗法的由来多少有些了解的人则会回答"卡尔夫"（Dora Kalff，又译作考尔夫）。但是这个时候，笔者要是进一步说明并指出"事实上卡尔夫自己并没有做这样的定义"，大家想必会非常吃惊。箱庭疗法最初来源于"洛温菲尔德（Margaret Lowenfeld，又译作劳恩菲尔德）"所发明的"世界技法（World Technique，译者注）"，但日本的箱庭疗法的直接起源却是基于《卡尔夫沙盘疗法》（1966）中的记述。

第一节　卡尔夫的《卡尔夫沙盘疗法》

如果重新拜读卡尔夫的《卡尔夫沙盘疗法》[原题《沙盘游戏——基于心理治疗的取向》，（1966）] 的话，就能领会卡尔夫将这种疗法称为"沙盘（沙盘游戏，Sandspiel）"的用意。

在卡尔夫的书中，最初的扉页上有一张摆满玩具的玩具架的照片。扉页之后，就是"致日本读者"的序言。文章以"玩耍"的意义展开论述，再阐述"人究其本质而言，是'玩耍的人'"，因此"人只有在游戏当中，才接近其全体性（Totalität）"。接着，从"自由"的意义出发，论述到"他们（指来访者，译者注）必须感受到自由的感觉，才能够表达自己。才可以从种类丰富的玩具中挑选出心仪的玩具，来表现与自身最接近的世界。另外，咨询师必须要让来访者感到自己被接纳，并且为其创造一个自由的、受到保护的空间"。但是，在这四页的"致日本读者"的序言中，论及"玩具"的篇幅仅仅占非常小的一部分。

在卡尔夫的序言之后，紧接着是席雷格尔（Leonhard Schlege）的序。席雷格尔先从幼儿玩耍沙子的情形谈及弗洛伊德。正如精神分析中喜闻乐见的解读一样，论及沙子与粪便的关系，以及幼儿捏粪便创造作品的喜悦。由此可知，卡尔夫以及席雷格尔对于沙盘疗法的看法都基于沙盘游戏。

席雷格尔对于玩具的描述只有如下一节："卡尔夫女士的心理治疗中，沙盘游戏占据很大的分量，通过辅助性地使用大量的玩具，使得孩子能够更加丰富、更加自由地创造作品。"也就是说，席雷格尔认为沙盘游戏通过加入了玩具这一要素，使得这种单纯的玩耍，增添了玩耍以外丰富的表达效果。但无论如何，在席雷格尔看来，玩具仍然不过是辅助性的存在。

紧接在席雷格尔的序之后的是卡尔夫的正文，在"前言"部分，并没有直接进入主题介绍沙盘疗法，反而从荣格理论中的"全体性（Totalität）"及"人格中心化（Persönlichkeits-zentrieung）"的现象如何在儿童的幼年

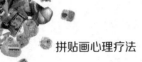

期中表现展开论述。接着解说了荣格的"四"和"四象限"的象征理论。其次，阐述在治疗当中，自由并且被保护的空间，以及母子一体感是必要元素。对于玩具的问题，直到第12页才开始有所谈及，并且只有如下一段叙述。"从几百个小玩具当中选出来的物件，再由孩子做成的箱庭作品，可以理解为某种精神状态在三次元水平上的表达。无意识中的问题在箱庭里，像一部戏剧一样展开，内在世界的冲突从而转化到外在世界，成为眼睛能够看到的东西。"

在卡尔夫的书中，对于玩具的叙述，大多集中在前言的最后部分，从24页起卡尔夫终于将焦点放在玩具上。

谈及到"在游戏室里，孩子会发现许多东西"时，卡尔夫列举了"彩色纸、黏土、马赛克石块、石膏、人形玩具——各种各样职业的人，不同类型的人，过去的人，甚至黑人或战斗的印第安人，还有不同姿态的人等等。也有野兽、家禽、各式各样的建筑风格的房屋、树木、灌木、花、栅栏、交通标识、汽车、火车、古代马车、船等等"。其后，卡尔夫这样总结道，"总而言之，这些事物不仅出现在宽广的现实世界中，也是'孩子的幻想世界中时常出现的物品'"。

另外，卡尔夫也谈道"这些也是洛温菲尔德女士为'世界游戏（Weltspiel）'所搜集的素材"，"孩子从这些为数众多的玩具当中，将自己喜欢的、对自己有某种意义的物件挑选出来"，"接着，孩子基于自己在幻想世界中的体验，在箱庭当中摆弄这些玩具"。可以说这种对于玩具的观点，与目前在游戏疗法中使用玩具的出发点是一致的。但是，在这里希望提醒读者的是，在本书的第四章第五节中介绍的河合隼雄的箱庭疗法当中，对于玩具的看法与这种观点是不一致的。

可以说，在卡尔夫的意识中，玩具并没有占据重要的位置，但这并不意味着在临床实践当中玩具并不重要。比如，在该书扉页上的照片，最初映入眼帘的便是摆满了玩具的架子的放大照片，大量的玩具都挤在一起摆放在架子上。这样的反差很有趣。卡尔夫在书中最初让读者看到的是大量的玩具，却并没有将论述的焦点集中于此。从卡尔夫的论调来推测，相较于玩具，沙子更加重要。

第二节　《箱庭疗法入门》中的"箱庭疗法"

那么，这里也重新回顾一下河合隼雄编著的《箱庭疗法入门》。在第1章"技法及其发展历程"当中写道，洛温菲尔德于1929年构思出以儿童为对象的心理疗法后，卡尔夫在其基础上导入了荣格的分析心理学的视角，从而使其发展成为对成人也有效的心理疗法。在这样的介绍之后，文中立即进入对技法的说明。河合隼雄（下简称河合，译者注）是这样介绍箱庭疗法的："从玩具架上选取适当的玩具，在装了沙子的箱子当中，做出某种表达的东西。"这个由河合所下的定义，后来成为日本心理咨询与治疗界对于"箱庭疗法"的标准定义。

在书中说明了箱子的大小、箱子的颜色、沙子的特点以及沙子的湿度等问题后，河合开始对玩具进行了说明。河合并没有像卡尔夫一样将叙述的重点放在"沙盘游戏"上面，明显可以感受到河合相较于卡尔夫，更加重视箱庭疗法中的玩具。接着，在说明了必备的玩具之后，河合特别说明了"玩具的种类丰富的目的并非作为测评，而是保证箱庭能够进行丰富表达。"尽管并没有指定的玩具，也希望咨询师可以尽可能收集尽量多种类的玩具，人形玩偶的大小也可以不一。实际操作中，反而是玩偶大小不一的时候表达会更加丰富，其中的意义也会明了起来。也可以借此了解到对方的个性特征，究竟是计较事物大小的人，还是无视事物大小的人（大小的多样性这个指标也有助于对强迫性进行诊断）。

一定需要准备的物品有：人、动物、树、花、交通工具、建筑物、桥、栅栏、石头、怪兽等等，其他还包括佛像、基督像和圣母像。

交通工具及相关设施包括：救护车、消防车、坦克、军舰、火车、飞机、加油站。

由于以上物品很难一次性收集完全，可以一点一点地慢慢收集。接着，河合介绍了治疗的引导词"使用这些沙还有玩具，制作什么都可以，请试着创作什么"。从这个定义开始，日本一直像上文一样持续介绍箱庭疗法。例如木村（1985）在最初介绍箱庭疗法时，将河合隼雄的书中第1

章中对于箱庭疗法的定义总结如下文：

"箱庭是在一定容积的沙箱里面，在各种各样的迷你玩具中自由地挑选出素材构成小世界，以进行自我表达的活动。在治疗情景下，会成为极其有效并且令人感动的内心的呼吁，同时也可以深化来访者与咨询师之间的连接，甚至成为和自己内在意象谈话的媒介。"

基于以上的分析，可以确信"箱庭疗法"相比卡尔夫的"沙盘"而言，将重心更多放在玩具上。关于玩具，笔者还会在第四章中进行详细的讨论。

第三节 《托普斯的知》中的"箱庭疗法"

《托普斯的知》（日文书名：トポスの知）一书，基于心理临床家河合隼雄与哲学家中村雄二郎对于箱庭疗法的谈话编著而成。1965年，箱庭疗法被导入日本以后，经过了约二十年的发展，河合再次对这些实践进行回顾，重新思考了箱庭疗法的意义，然后，向对于箱庭疗法一窍不通的哲学家中村雄二郎（下简称中村，译者注）进行说明。中村作为哲学家，通过实际地接触沙盘、体验沙盘，并结合河合隼雄的解说，对自己的体验进行言语化后并作出了评价。这样的过程非常有趣，通过河合隼雄和中村雄二郎之间不断的谈话，箱庭疗法的本质非常清晰地浮现出来。并且，中村用不同于卡尔夫以及河合隼雄的视角，从新的角度出发，重新解读箱庭疗法。其结果是，中村与河合之间对于箱庭疗法的定义产生了非常微妙的差异。

笔者在出版本书之前再次拜读了《托普斯的知》，从中村的定义中感到不可思议的新奇感。原因在于，除了在河合的书中，这样的定义方式还没有从周围的人那里听到过。但是，这样的定义究竟意味着什么，我仍然不太明确。

从《托普斯的知》这个书名来看，它并不像是论述箱庭疗法的书。事实上，这本《托普斯的知》希望表达的是，物品摆放的方式以及摆放地点的不同，会带来完全不同的意义。也就是说，所谓箱庭疗法并不是"沙盘游戏"，也可以作为"物品与空间"的问题来考虑。在这里，就体现了哲学家的特质，即从事物的普遍性观点出发来进行考察。

　　在这本书当中，中村将箱庭定义成"使得意象喷发的装置"之后，从多种多样的观点上一点点逼近箱庭疗法的本质。这里不得不提的是，中村在发言时河合坐在中村的面前，中村是面向河合进行谈话的，换言之，也可以说是河合引发了中村的发言。进一步而言，河合自身基于箱庭疗法想出"拼贴画心理疗法"的可能性也是有的。

　　"一般而言，大家都认为创作箱庭作品不如绘画自由。但是，事实上并非如此，即使在被要求自由绘画的情形下，树要画什么颜色、什么形状等等也仍然被某些基本的模型所束缚。

　　"箱庭的有趣之处在于，使用的是既成的、已然完成的材料来创作。本质而言，我们的世界都是由意象所构成的，最后也只是意象'组合'的问题。并且，基于不同的组合，最初的意义也会随之改变。……完全的自由，也是近代社会的妄想之一，通过拥有某种基础、赋予某种形态以后，反而会变得自由。"（76—77页）

　　"我痴迷于箱庭疗法的原因之一，在于绘画时常常会有'画得好'或'画不好'的问题，但在箱庭疗法中却完全没有这样的问题。并且，除了'画得好'或'画不好'的问题之外，我们在绘画中也更容易被固有观念所束缚住。

　　"例如我们要画一棵树，就有一个潜在的模型，中间是树干，要有枝和叶等等，我们非常容易被这样的固有观念所束缚住。但在进行箱庭疗法的情形下，因为使用的本来就是既成品，完全不会有这样的问题。加之，还可以自由地组合这些物品，反而可以获得加倍的自由。

　　"箱庭疗法的箱庭，事实上是人们费了许多功夫才做成的。但有趣的是，材质从未成为人们讨论的问题。并不是在材质上是用金或银做的问题，而是箱庭的每一个物件并不需要具有自己的个性。但很神奇的是，每个人都会在箱庭里创造出不同的、有丰富个性的作品。

　　"所以，一定程度上而言，箱庭本身也是对现代人过度崇拜独创性的

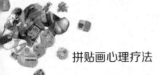

一种反对。大概，第一次接触到箱庭疗法的人，会觉得沙箱冷冰冰的，是有些粗糙、现成的物件。在玩具当中，人形玩偶或交通工具因为在日常中太频繁地见到，常常被人排除在人类的'意象'之外。事实上，在箱庭里收纳了现代人无法否认的共有的意象。如果咨询师认为：'现代的、先进的意象是这样的，所以要做新的东西'这样的思路在箱庭中是行不通的。

"实际上，已经完成的、被物质化的各种各样的意象，已然不知不觉地在我们的社会上被准备好。将这些组合表现出来时，反而是这些一眼看上去就像是日常里经常见到的东西，才最能够顺利地引导出我们的内心的意愿。"（142页）

从上文来看，我们可以发现在《托普斯的知》中，有很多与《卡尔夫沙盘疗法》、河合编著的《箱庭疗法入门》中完全不同的想法。现在，如果已经了解过拼贴画心理疗法的读者，一定不难从这些发言当中，联想到这些也正是拼贴画的特征。另外，希望提醒大家注意的是，在这些记叙当中，"沙"这个词语已经完全消失了。这并不是意味着"沙"不重要，而是在《托普斯的知》一书当中，已经将"沙"看作箱庭整体中的一部分去叙述箱庭的本质。

但不可思议的是，在《托普斯的知》一书当中，却完全没有出现"拼贴画"这个词。最近（2008年之后）笔者才知道，中村在同年出版了另一本书（《术语集——在意的词汇》，岩波新书，1984）当中有"箱庭疗法"的条目。使用的词不是"拼贴画"，而是"自由拼贴画"这样的词汇来说明箱庭疗法。可以推测，这本书是在《托普斯的知》之后发行的，如果笔者阅读的不是《托普斯的知》，而是这本《术语集》的话，说不定后来并不能发现拼贴画心理疗法。

那么到底应该将这个疗法命名成什么呢，笔者考虑过从"沙盘游戏"出发，抑或"日本自古以来的箱庭制作"，甚至"意象喷发装置"，出发点的不同会带来截然不同的意义。事实上，拼贴画心理疗法是在确立了"意象喷发装置"这样的出发点后才得以成立。

拼贴画可以算得上心理治疗中作为"意象喷发装置"的最佳的技法之

一。然而，到目前为止，日本心理临床界还丝毫没有认识到，将拼贴画作为"意象喷发"来灵活运用的重要性。

在《托普斯的知》一书中，也有说明箱庭疗法与拼贴画心理疗法的共同点的段落。河合在介绍自己的一名患抑郁症的女性来访者的箱庭作品时（见该书73页），该女性令人费解地放了一顶"帽子"（真实的帽子，译者注）在箱庭当中，无论"沙盘游戏疗法"还是"箱庭疗法"都无法预期到的真实的帽子，居然会被放入沙箱里。河合描述了那时惊讶的感觉，"……当时我想的是，在箱庭中使用帽子这种想法，一般的人几乎不可能想出来"。中村回应道，"这样的箱庭作品与其说它震撼，不如说它高明，用帽子这样无足轻重的东西，反而进行了非常深刻的表达。……并且我也为帽子这样无足轻重的物品具有的高度象征性而惊讶。真是让人震惊。……一个一个看起来都是些无足轻重的物品，却潜藏着非同一般的意义在其中，也可以说这个作品是一个伟大的杰作。"

第四节　森谷的"构想"——"现成品（Ready-Made）的组合"的意义

中村曾说"箱庭当中很有趣的是，使用的是既成的、已然完成的东西……"笔者从这句话里获得了拼贴画心理疗法的灵感，认为不论是立体的现成品，还是平面的现成品在效果上都不会有太大变化。尽管如此，笔者希望强调的是，基于箱庭疗法的经验，从零开始绘画创作的过程，与什么都不用创作、使用既成的玩具或绘画代替创作的过程相比，在心理治疗的效果上是否有区别这个问题，笔者最初曾作为课题进行了探索。

在箱庭疗法的初期阶段，其长处之一是对于不大擅长绘画的人，询问"要不做做箱庭怎么样"的话，来访者常常欣然同意。并且，随着笔者实施箱庭疗法的经验积累起来以后，笔者认识到即使不让来访者去创造专属于自己的、独特的绘画，使用市面上贩卖的玩具的组合，仅仅放在沙箱里，与绘画相比，在心理疗法的效果上也不会有太大区别。也就是说，不用勉强来访者费太大功夫去作画，仅仅靠摆放玩具，心理咨询与治疗也可以顺利进行下去。

进一步而言，这样的规律同样适用于拼贴画心理疗法。换言之，"即使不用自己去绘画创作，选择其他人画好的画或照片，把它剪切下来再粘上去，作为心理疗法的效果也不会有太大的改变"。

这样的结论既是将拼贴画运用于心理临床实践后的结果，也是一个预料之中的结果。

第五节　从艺术到艺术疗法（心理疗法）

一、美术中的拼贴画与拼贴画心理疗法的关系

截止到这里，已经介绍了从箱庭疗法到拼贴画心理疗法的变迁过程。下文中将稍微转变一下视角，从"艺术（美术）"的角度出发，探讨拼贴画心理疗法与"作业疗法""艺术疗法"和"心理疗法"的关系。在其他的书中，涉及拼贴画心理疗法的介绍时，常常忽略这一部分，仅仅简单介绍说"拼贴画心理疗法出自美术的拼贴画"，即"美术的拼贴画→拼贴画心理疗法"这样的发展变迁过程。从历史的时间轴而言，这确实是正确的。尽管乍看之下这样的说明似乎一目了然，但笔者仍然无法苟同这种说明。也可以这么说，抱有这种观点的人，由于并没有亲身开发这种疗法，因此在事后进行了某种程度上的臆测。还有些更离谱的文章，甚至说拼贴画心理疗法无中生有、没有起源。但是，无论如何，拼贴画心理疗法来自于美术中的拼贴画一定是说不通的。

想象一下，如果这样介绍"沙盘游戏疗法"，会怎么样："沙盘游戏疗法"是由玩过沙的人，突然在某一天有所领悟才形成的，亦即"沙盘游戏→沙盘游戏疗法"这样的发展经纬。这样的解释也不是完全不可能，但是，却完全与事实不符。众所周知，"沙盘游戏疗法"并非来源于"沙盘游戏"。

类似的，"游戏疗法"也不是起源于"游戏"，但很多人却误以为有"游戏→游戏疗法"这样的发展历程。事实上，游戏疗法是为了将精神分析适用于儿童对象，所考虑出的心理治疗方法。这里也稍稍介绍一下，梅

兰妮·克莱因（Melanie Klein）的《嫉羡和感恩》（1957）在日译本（1975）中记载了"研究自传——从游戏疗法出发"（163—194页）。其中写道，当时普遍认为精神分析仅仅适用于潜伏期以后的儿童。但在1920年初期，使用玩具进行精神分析的方法首次被采纳。梅兰妮·克莱因写道"精神分析的基本原理——自由联想，与这种接近无意识的方式（游戏疗法，译者注）是一致的"。换言之，因为发现"游戏"与"自由联想"是相通的，才使得游戏成为了"游戏疗法"。儿童在游戏当中完成自由联想，也就是所谓的游戏疗法。因此，游戏疗法诞生的前提是，"精神分析（自由联想）"业已存在这个事实。梅兰妮·克莱因也讨论了游戏疗法中所使用的玩具的问题，当时对于玩具的思考，即使在现在，推敲起来还是非常有趣的，这部分也可以作为游戏疗法与箱庭疗法以及拼贴画心理疗法的比较来思考，总结如下。

1.最重要的部件是大量的人形玩偶。人偶不要机械的东西，尽可能在颜色和大小上都有丰富的种类。

2.没有表现出某种职业特征。

3.玩具是极其单纯的东西，孩子可以借玩具同时表达出各种各样的体验或幻想、现实的情况等。

4.主要的玩具种类列举如下：

数个木制的男性和女性的人偶——通常而言，需要两种大小不同的型号。汽车和手推车、秋千、火车、飞机、动物、树木、积木、房子、围墙、纸、剪刀、刀、铅笔、粉笔、绘画用具、胶水、球、弹珠、胶泥、绳子等。

5.与玩具一样，其他用具也需要尽可能简单。除了用于精神分析的物品以外，不应该准备其他任何物品。

6.其他用品包括可以清洗的地板、洗手处、一张桌子和几把椅子，小型沙发及几个靠垫、柜子，准备好这些就足够了。

7.不同孩子的玩具，可以放在不同的抽屉里用钥匙锁起来。只有每个人拥有专属的抽屉，才能体现出精神分析中移情的特征，将这种仅仅存在于分析者与来访者之间的紧密关系，通过抽屉赋予了实际的形态。

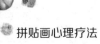

正如上文中所介绍，"游戏"与"游戏疗法"完全不同，精神分析中发现的接近无意识的许多方法均被探索之后，游戏是作为儿童的自由联想方法被使用。梅兰妮·克莱因明确指出，在游戏治疗中最重要的问题是，无论任何场合，都要保持对移情进行分析。因此，并非"游戏→游戏疗法"，而是以"精神分析→接近无意识的方法→游戏的利用→游戏疗法"这样的顺序发展而成。但这时，在学术上必须探讨的问题是，"游戏是否具有和自由联想相匹敌的有效性"。换言之，游戏疗法的确立，一定程度上有赖于常年在实践中得到的承认。

再者，"箱庭疗法"也不是从日本自古以来业已存在的"箱庭"当中获得灵感，而是基于卡尔夫的"沙盘疗法"。河合隼雄体验了这种疗法后，假借"箱庭"来命名。笔者甚至感觉河合自身似乎并没有那么固执于"箱庭"这样的名字。

关于这点，也有一段很有趣的轶事。河合曾经在日本的箱庭疗法学会常任理事会议当中，突然提议道"因为箱庭疗法学会里，不单单探讨箱庭，对于绘画、梦、拼贴画等意象表达都会涉及，所以，学会的名字改一改也是可以的"。大家都很惊讶于这个突如其来的提案，这样开放的思考，除了河合以外没有人办得到。当时还建立了重新命名学会的"研讨委员会"，笔者当时作为委员长，于1996年6月与其他理事一同通过问卷广泛收集新学会会名的提案。

1996年10月14日笔者提交了《关于箱庭疗法学会名变更的报告》（委员长：森谷宽之，委员：川户圆、樋口和彦、弘中正美）。其中提议最多（6人）的名字是"箱庭意象表达学会"，次之的是"箱庭意象疗法学会"与"箱庭造型疗法学会"（各3人）。后来对这些名字进行讨论后，无论哪一个名字都没有获得决定性的优势，最终还是保持了以前的名称。即便如此，从那之后，箱庭疗法学会仍然保持着不单单讨论箱庭，同时涉及绘画、梦、拼贴画等，积极涉及所有意象表达的方针，并且沿用至今。

箱庭疗法的起源，相信大家已经非常清楚，是由伦敦的儿科医生洛温菲尔德从年轻时阅读过的赫伯特·乔治·威尔斯所著小说《地板游戏》（*Floor Game*）中获得灵感，于1925年将这种想法纳入心理疗法当中。那时，她将各种各样的物品，例如将彩色棒、模型、珠子等各式各样的玩具，以及纸模型、火柴盒等收集起来，放在一个箱子里保管。有些孩子也会叫箱子为"儿童人偶玩具"（又译为玩偶盒，一种儿童玩具，掀开盒盖玩偶就会跳出来，译者注）。最后，洛温菲尔德将这些物品作为"世界技法"导入到了心理治疗当中。

事实上箱庭疗法的起源与"沙盘游戏"并没有关系，确切而言是起源于"地板上"的游戏，在地板上对玩具进行排列是其最初的由来。这样看来，中村对于"箱庭"的定义更加符合实际，亦即"将做好的玩具通过自由摆放、进行玩耍的方式"。

本文中已重复说明多次，箱庭疗法并非起源于"沙盘游戏"，也不是起源于日本的"箱庭"。以此类推，拼贴画心理疗法也并非起源于拼贴画本身。如果，拼贴画心理疗法诞生于美术的拼贴画的话，在1910年代的时候，或者是在席雷格尔所生活的1920年代时，拼贴画心理疗法便已经问世。事实却是，游戏疗法在1920年之后，由弗洛伊德最小的女儿安娜·弗洛伊德（Anna Freud）以及梅兰妮·克莱因将精神分析导入到游戏中才得以建立。尽管今天我们称之为游戏疗法（play therapy），但当时被称为游戏分析（play analysis）。如果拼贴画心理疗法真的起源于美术的拼贴画的话，它与游戏疗法同一时期登场也不会显得奇怪。

"拼贴画心理疗法"并非起源于美术教育中的拼贴画，它的灵感来源于"箱庭疗法"，作为"可与箱庭疗法相匹敌的'现成品的组合'疗法"而诞生。所谓的"拼贴画"常常指的是单纯的"剪切以后，再粘起来"这样的做法，此处仅仅借鉴了这样的名字。最初，笔者曾经以"剪贴游戏疗法"作为拼贴画的副标题，这个名称最接近拼贴法的本质，就像将精神分析疗法称为"谈话疗法"才最接近其本质一样，在这里，"谈话"与"剪贴"是等价的。正如箱庭疗法和过去的箱庭在本质上是不同的，拼贴画心理疗法与美术的拼贴画也是毫无瓜葛的。关于这一点，笔者将在下文中做进一步的讨论。

二、美术（艺术）与拼贴画的定义

要说明美术（艺术）与心理疗法之间的关系这件事，甚至说明艺术与疗法之间的关系，以及作业疗法、艺术疗法、心理疗法之间的关系，看似简单却出乎意料的困难。但是对于不在乎原理、希望正确地应用拼贴画的人而言，这样的讨论可能会略显繁琐。尽管如此，这些讨论作为了解拼贴画心理疗法基本原理的途径会很有帮助。

在此，笔者希望说明一下美术（艺术）中的拼贴画与艺术疗法的拼贴画之间的区别。这个问题，在笔者的拙作《儿童艺术治疗》（1995）当中也有论述。

"艺术"在辞典中被定义为：通过一定的材料、技术以及形式，以创造和表现美的价值为目的的所有人类的活动以及其产出的成果。艺术可以从完全不同的角度进行分类，例如分为造型艺术（雕刻、绘画、建筑等），表现艺术（舞蹈、戏剧等），声响艺术（音乐），言语艺术（诗、小说、戏曲等），抑或分为时间艺术和空间艺术等（广辞苑，第5版）。

换言之，艺术的重点放在"美的价值的创造与表现"。

关于美术的拼贴画，池田（1987）在《新潮世界美术辞典》当中定义如下。

"拼贴（collage）用糨糊进行粘贴的意思。这个字从立体主义的贴纸图案（papier colle）发展而来，意指将本来毫无关系的各种图像，以与最初的表达目的完全不同的方法结合在一起，将别样的美、幽默和浪漫风格导入到绘画里。由达达主义以及超现实主义首创，以库尔特·施威特斯（Kurt Schiwitters）的《默茨》或马克斯·恩斯特（Max Ernst）的《百头女》及《慈善周刊》最为众人所周知。其后，在20世纪的艺术中，类似的手法成为将现实的多样性纳入画面中最有效的手段之一，在新达达主义、波普艺术（也译作流行艺术）中被广泛使用。"

除此之外，巴克和普罗温彻（Raymond E. Buck & Mary Ann Provancher，1972）则将拼贴画定义如下，"为表达象征、暗示的效果，将没有一贯性的报纸、布、压花等物品的一部分，一并贴在衬纸上的艺术形式"（*Webster's New World Dictionary of the American Language*，New York，

World Publishing Co.， 1968）。

这些定义的一致之处在于，均强调将本来毫无瓜葛的东西粘在衬纸上。但拼贴画心理疗法当中，并没有以"异样的美、幽默和浪漫风格"为目标。

通过上文中艺术领域对于拼贴画的定义，是否会让人联想到"拼贴画心理疗法"呢？

现代拼贴画画家横尾忠则在《拼贴画设计》（1977年）一书中，在"前言——为什么会做拼贴画设计？"部分中有过叙述。笔者是在1990年10月下旬，在其第六版（发行于1990年2月6日）中第一次读到。

我的大部分工作都是制作拼贴画。最初希望将拼贴画中呈现的世界以绘画的形式表现。但由于要将脑海里的世界描写出来，不得不需要具备一定的写实技术。非常遗憾的是，我不具备拥有这种技术的才能，所以就用照片制作拼贴画。尽管我一直认为脑海中存在的想用拼贴画表达的世界就像真实的现实一样，事实上却是非现实的，那是一种奇妙的、仿佛只有梦中才能创造出的世界。归根结底，它不是我们用肉眼可以在地球上看到的，也可以说只是因为我想去观察、才能创造出的，一个仅仅存在于我心中的"另一个天地（another world）"。（6页）

这段文字中写道，横尾忠则因为没有"写实技术"所以才采用"拼贴画"的艺术形式，从这点而言与拼贴画心理疗法的出发点也是一致的。但是，创造出一种"非现实"的世界这部分，并非完全与拼贴画心理疗法一致。有些来访者有时会创造"非现实"的作品，但是，也会有来访者创造可以反映出日常生活的作品。在拼贴画心理疗法中，这两种表达不论哪种都是可以的。尽管在横尾忠则的书中有这些观点上的差异，但在"给新人的建议"（83页）部分，又与拼贴画心理疗法的观点相通。

事实上，我们每天的日常生活中都在进行着拼贴画的创作。头脑中浮现出的、此起彼伏的念头都是拼贴画式的东西，在我们头脑中这些非逻辑

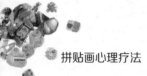

的意象不断碰撞、交错甚至汇合。人很难将注意力集中到一个业已整理好、有条理的念头当中，脑海中总是不断地涌现各种各样的杂念。意象的世界不是统合的，意象本身总是错综复杂地相互纠缠。即使在写这本书的原稿时，笔者的脑海中也有各种不同的思考在进行着。耳中回荡着唱片的声音，视野内则被屋子里各种各样的形状与颜色所闯入。思考这件事本身也是一幅拼贴画，甚至，活着这件事本身说不定也是一幅拼贴画。（83页）

这样的记述合乎弗洛伊德所描画的"自由联想法"的世界。"此起彼伏的念头"既是拼贴画的世界，同时也是自由联想的世界。可以说，这与拼贴画心理疗法的出发点完全一致。基于此，拼贴画的起源除了归结于箱庭疗法以外，从心理疗法的本质出发也可对其起源进行说明。心理疗法的基础在于自由联想，不论游戏疗法、箱庭疗法，还是拼贴画心理疗法，其本质上都是可以与自由联想所匹敌的。这些方法的共同之处也即在各自的形式当中实现了自由联想。

三、美术史中的拼贴画

这里笔者也希望简单介绍一下美术史当中的拼贴画。一直以来，人们常常将美术的拼贴画作为拼贴画心理疗法的先驱进行介绍。确实，并不能完全否认这样的说法，但是笔者认为区分美术的拼贴画与心理疗法的拼贴画之间"如何地不同"，更加重要。

大多数关于拼贴画的介绍，常常将其起源追溯至毕加索（Pablo Picasso）。但是，池田（1987）却认为拼贴画最早可追溯到"错视绘画法"（Trampantojo）。"错视绘画法"尝试创造出尽可能与实物所不同，并且细致地表达其表面的材质或凹凸的一种描画手法。图2-1是佩德罗·德·阿克斯特

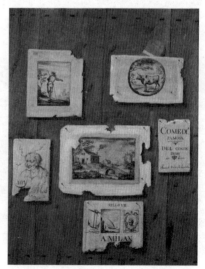

图2-1 佩德罗·德·阿克斯特的错视绘画作品

（Pedro de Acosta，1741—1755年期间活跃于画坛）的错视绘画作品。这样的作品，就仿佛将绘画作品或手册上的某些东西，用大头针固定在木板或墙壁上。粗略一看，就好像拼贴画作品一样。

1912年毕加索第一次创作拼贴画作品。在此之前，毕加索的创作手法，一直采用的是对绘画对象进行分割的"分析立体主义"。图2-2的作品称为《玛·朱莉》（*Ma Jolie*），使用立体主义手法描画人物，将不同的要素进行分割，仅凭画面已然无法区分其描画的是什么。

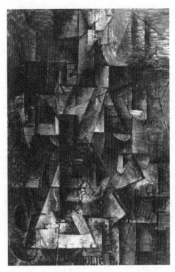

图2-2　《玛·朱莉》（毕加索，1911—1912）

"玛·朱莉"是毕加索对爱人艾娃·古埃尔（Eva Gouel）的爱称。这个爱称源于当时流行的一首歌曲《最后的歌曲》，其中的副歌部分有一句"啊，你，我的美人（Ma Jolie），我心向你致意"。

这种方法具体而言，"将对象分解为很小的碎片，不进行'再构成'，仅仅将现有的碎片、壁纸、报纸等收集起来，统合成一个具体的意象进行创作"（西洋艺术周刊，同朋舍出版，1990（5），31页）。基于这种方法，拼贴画也就被引入美术当中。

因为拼贴画的导入，不使用透视法也能表现空间关系，甚至更加明确（在一张报纸上描出一个高脚杯的话，可以让对方了解，杯子是实际上站在报纸之上，不再需要通过使用笔描画，或者错视绘画法那样去重现物品之间的空间关系）。使用材料本身的话，就可以将对象直接带入画面。毕加索以及布拉克（Georges Braque）非常乐于将可视的材料，使用不可视的方式进行创作的方法。将报纸变成小提琴，将壁纸的一部分变成桌面，用更加复杂的方法甚至挑战了人们对于现实与幻想的理念。美术书中如此说明了拼贴画。

美术史当中被认为是最初的拼贴画作品的是毕加索的《有藤椅的静

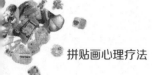

物》，见图2-3。

首先将藤编椅子的模样印刷在油布上，然后使用麻绳在麻布上区分出圆框。画面中现实的元素有柠檬、玻璃杯、管子、刀、扇贝以及画有三个字母JOU的报纸（杂志）。藤编花纹的部分表现的是藤编椅，JOU暗示着报纸JOURNAL，大概是画家曾经去过的咖啡厅的样子。这个作品援用碎片或记号，将生活或环境逆向转化为意象（image），可以说是具有革命性意义的作品。

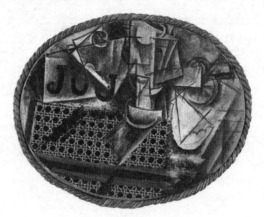

图2-3　《有藤椅的静物》（毕加索）

笔者将这些绘画以及美术性的解说放在这里，并不是为了说明拼贴画心理疗法与毕加索的拼贴画相似，反而是想传达它们之间有多么不同。这些解说从美术的视角出发，尽管从名字上而言都叫拼贴画，但心理咨询师的观点或取向却与美术完全不同。心理咨询师关注的重心在于这幅画对于毕加索自身所蕴含的个人的意义。这些藤编椅子也好，报纸、柠檬、刀等物品也好，对于毕加索来说，有什么样的意义，这样的说明显然不会出现在美术性的解说当中。

尽管拼贴画心理疗法的发明，如果不是由笔者最初提出主张，而是由美术教师主张并提出也不会显得很奇怪，但是事实上并非如此。1990年，在一个教育领域的研修会上，笔者提到了拼贴画心理疗法，那时一位美术老师也在场。据他所言，在课堂上他也有让学生创作拼贴作品。笔者在研修会当中看过他的作品，评论道"一个赤裸女性的圆柔与其背后建筑物的尖锐形成了惹眼的对比"。这样的评价大出他的意料，他认为"作品本身与每个人的人格是没有关系的。作品重在画面的结构，强调是否具有美感，所以即使贴了裸体也和个人没有瓜葛"。可以说，这就是美术教师与心理咨询师在见解上的差异。

四、超现实主义与拼贴画心理疗法

在介绍了毕加索的拼贴画之后，下面再说明一下超现实主义绘画。首先，这里介绍一些超现实主义的作品，例如，马克斯·恩斯特（1891—1976）创作于1929年的《百头女》（图2-4）。希望大家去注意的是，这幅作品与毕加索、布兰克的作品的"不同之处"，以及它与拼贴画心理疗法中看到的作品之间的"不同之处"。但大家可能会觉得，不管怎样这个作品与拼贴画心理疗法中的作品还是有些相似。

美术书籍中对于超现实主义的解说方式几乎完全一致，详见下文（摘自《嘈杂的静物们》，篠田、建昌，1993，49页）：

1924年，超现实主义的艺术运动根据布勒东（Andre Breton）"超现实主义宣言（第一宣言）"组织起来，广泛覆盖了美术和文学、电影等领域。其宣言中定义艺术为"纯粹的精神的自动作用"，从达达那里继承了方法（原物体艺术（objet）、拼贴画、对偶然性的应用等），并深受弗洛伊德理论的影响，是一场对无意识世界进行的探索运动。

1921年恩斯特从科隆来到巴黎，通过拼贴画、拓印画（frottage）以及移画印花法（decalcomanie）等方法，在不稳定的幻想世界里展开了"意象的炼金术"。米罗（Joan Miro）以及马松（Andre Masson）也在该时期里根据"精神的自动作用机制（automatism）"积极地进行绘画创作。而达利（Salvador Dali）则极力宣扬

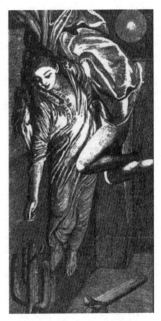

图2-4 《百头女》（马克斯·恩斯特）

"偏执狂式的批判方法",将非理性的梦(不根据偶然性的艺术效果)以卓越的写实技法描绘出来,甚至制作出将潜在意识暴露出的"具有象征功能的原物体艺术(objet)"。

超现实主义世界扎根于我们"做梦的力量",即使是具体的表达,也不一定是现实的再现,而是在合理世界的彼岸上演的幻想的戏剧。

布勒东的《超现实主义第一宣言》(1924)则这样描述道:

超现实主义(Surréalisme),阳性词。是通过口述、记述,乃至任何其他方式,以表现出人类的思考的真实运动为目的的精神自动作用机制。无法被理性所制约,不依赖于任何美学或道德上的偏见。

原物体艺术(objet)也是"脱离任何固有思考"之后,自由思考的产物。对于超现实主义而言,就像拼贴画一样,完全毫无瓜葛的事物偶然地相遇,就会产生某种新的诗意的价值。正如恩斯特所言,那个时代里本不适时的作品《蝙蝠伞与缝纫机的相恋》就是如此。诗歌、拼贴画以及原物体艺术的实验,都可以称为意象的炼金术,并且在所有方法中共通。

笔者认为拼贴画艺术受到精神分析的影响之后,被超现实主义艺术家作为接近无意识的方法所运用这件事是非常重要的,甚至可以说拼贴画心理疗法也正是根基于此。但是,又是为什么其后拼贴画没有作为心理疗法发展起来呢?笔者认为,要是当时的精神分析世界,能够积极地将拼贴画纳入其中就好了。可是事与愿违,相信读者也会不禁产生如此的疑问。

读过这里的解说、看过这些作品以后,读者可能觉得拼贴画心理疗法与超现实艺术似乎有关,但可能会更多疑问于它们之间到底有什么样的关系。截至今日,拼贴画心理疗法的入门书籍当中,例如入江(1991,1993,1999)或德田(1993)在书中提出美术与拼贴画心理疗法具有直接关系。如果是这样的话,按理说入江与德田理应成为最初提倡拼贴画心理疗法的人。其次,即使通过阅读美术的拼贴画的作品以及其解说后,在日本也没有人从中获得灵感创造出拼贴画心理疗法。从历史角度而言,拼贴画心理疗法也并非诞生于超现实主义艺术。笔者反而认为，超现实主义艺术家好不容易发现了这样重要的方法，却被心理咨询师所漏掉，甚至忽视掉才是事实。精神科医生或心理咨询师中不乏爱好美术（艺术）、自己也创作拼贴画作品的人。要是熟悉美术的心理临床家最初提出的话，也不需要笔者经历如此迂回的过程，才发现拼贴画心理疗法了。但是历史的真相却是，在心理临床领域当中，拼贴画于1970年代最初登场于美国。这样一来，就不得不承认拼贴画心理疗法确实并非源于超现实主义艺术的发展。这又是怎样一回事呢？

五、荣格与超现实主义

长年以来，笔者一直没有找到这个难题的突破口，直到在2010年翻译并出版了荣格（Carl G. Jung）的《红书》。书中索努·沙姆达萨尼（Sonu Shamdasani，印裔英籍荣格学研究者，译者注）在"艺术与苏黎世学派"的章节中，写到荣格与达达主义的关系，荣格不仅与当时的艺术家有所交流，对于超现实主义也非常了解，甚至对马塞尔·杜尚（Marcel Duch-amp）的《下楼梯的裸妇》进行过评论。但与其说荣格受到了达达主义的影响，不如说达达主义受到了荣格的影响。在这本书中写道：1918年荣格对达达主义运动进行了批判。但是在现代，从笔者以及熟悉拼贴画心理疗法的读者来看，荣格要是当时就把拼贴画作为接近无意识的方法，纳入心理疗法的世界就好了。遗憾的是，荣格并没有那样做。索努·沙姆达萨尼评论道"荣格之所以不认同达达主义者的作品的决定性因素在于，他重视的是作品的意义或内涵"。

笔者在《红书》出版前已指出，达达也出生在苏黎世，而荣格的分析心理学、卡尔夫的箱庭疗法也诞生于此，笔者并不认为这是偶然，因此非常希望了解其中的联系。2002年夏天，笔者有幸参观苏黎世美术馆，正如笔者的预期，拼贴画的作品也展示在其中。在1920年的作品中，米罗将"断臂维纳斯"接上了男人的头，下半身则由桌台替代构成。笔者对于这种身体的部分替代、拼贴画式的身体像非常感兴趣，称其为奇美拉（chi-mera）身体现象。那时笔者脑中思考的是，荣格以及箱庭治疗家卡尔夫要是能够发现达达主义的价值，从中提炼出拼贴画心理疗法就好了。为什么

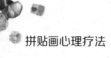

当时没有这样的联结，甚至目前也没有，是那一时期笔者一直抱着的疑问。

正如笔者的预期，在《红书》的解说当中，荣格与达达主义完全向不同的方向前进。通过大事年表，笔者发现达达主义于1916年诞生于苏黎世，同年荣格发表了《无意识的构造》以及《超越性功能》的论文。这里的"超越性功能"，正如艺术疗法的理论一样，笔者到目前为止已经引用了多次。同年，荣格开始创作"曼陀罗"，对于荣格而言这年也是他热衷于自我疗愈的时候。

这个时期，超现实主义艺术家也将目光投向了心理分析家，但分析家并没有对超现实主义进行评价。心理分析家即使在苏黎世知道了拼贴画，两者也是擦身而过。因为从分析家的角度来看超现实主义宣言，除了说"他们完全不同于我们"以外无他。即使笔者去读布勒东的《宣言》，也会觉得莫名其妙、不明其意，表面上可能还会表现出疑问，到底这与拼贴画心理疗法有没有瓜葛。

弗洛伊德（Sigmund Freud）对于超现实主义并不抱有积极的态度。

中村（1991）在《超现实主义运动的推广》当中写到安德烈·布勒东与弗洛伊德的关系。

布勒东在学习了弗洛伊德的精神分析以后，主张的艺术形态是寻求理性的支配之外的潜在意识，从而达到人性的全然解放。将梦或无意识中的原型，原封不动地作为想象力（imagination）和超现实的体验去追求。

与之不同的是，弗洛伊德的精神分析借助于孩童时代的记忆或联想，寻求从感情的/情绪的无秩序中获得恢复。因此，布勒东的"寻求从理性中解放"与弗洛伊德的"秩序的恢复"之间有巨大的鸿沟。也正是这样的原因，弗洛伊德拒绝了布勒东投稿并发行《梦的选集》这一请求。

但是，以布勒东为首的超现实主义艺术家，继承了达达主义者对于文明、社会、人类理性的怀疑，拒绝成为恶劣的理性的奴隶。这样的出发点，与弗洛伊德截然不同。

从这里我们可以理解，为什么过去弗洛伊德以及荣格试图与这种取向的艺术家保持距离，也可以解释为何拼贴画与心理治疗会在当时擦肩而过。

进一步而言，弗洛伊德将言语的交流作为治疗的核心，因此自身也没有对艺术疗法的兴趣。"涂鸦法"的创始人玛格丽特·南博（Margaret Naumburg）于1966年在《动力取向的艺术治疗》一书中这样写道：

弗洛伊德自身尽管主张"无意识是通过意象说话"，但来访者在说明梦的时候，希望不借助言语，而是通过绘画说明时，弗洛伊德并不会允许这种行为。除此之外，时任的精神分析训练设施长也曾说过"无论如何最终都需要以言语表达的东西，没有必要费尽心思通过绘画表达"。

南博感叹道"可惜的是，他们不曾知道，艺术疗法中的自发的想象反而会促进言语化"。

另外，开发动力家庭画以及圆框家庭画的伯恩斯（Robert C. 杜尚，1992）批判弗洛伊德派并不重视绘画这一视觉化的技法，因强调完全依靠言语系统，所以导致家庭画研究上的迟滞。

《人类与象征》（第4章：美术中的象征性）中，安妮拉·亚菲（Aniela Jaffe，1964）讨论了荣格心理学与美术的关系。这本书于1972年左右刚被翻译成日文时，笔者经由河合隼雄推荐，读得津津有味。这里所介绍的拼贴画以及超现实主义的内容，是于2000年在与鸣门教育大学研究生院的硕士生一同重读该书时再次发现的。说不定，对于这本书的内隐记忆也是促成了笔者创作拼贴画心理疗法的基础之一。其记叙如下文所示。

具象派的起点，在于杜尚所创作的《奶瓶干燥器》（*Bottle Rack*，1914，译者注）。但这个奶瓶干燥器本身，并不能具有任何艺术价值。

西班牙的画家胡安·米罗，认为被海浪送到海边的都是所谓"每天都在那里等待着谁能发现其中的个性"的东西，每天早上天一亮就去海边，他将在海岸边收集到的东西放在工作室，有时取出其中的几件进行组合，

39

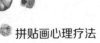
就会得到非常有趣的东西。

直到1912年，出生于西班牙的巴勃罗·毕加索以及法国画家乔治·布拉克（Georges Braque）费尽周折才创作出称为"拼贴画"的作品。

德国画家库尔特·施威特斯（Kurt Schwitters）则经常用自己的废纸篓里的东西进行创作。钉子、成茶色的纸、报纸剪片、火车票，甚至破布，他都以认真，甚至以崭新的心情将这些垃圾收集起来，成功地创造出令人咂舌的具有奇妙美感的物品。

施威特斯的作品中，在使用物品方面有着近乎魔术一样的高度。近代绘画在人类的内心史中可以占据什么样的位置，可以具有什么样的象征意义等这样的问题，他的作品给予了最初的启发。这些作品表现出了无意识当中永恒持续的传统。那也是中世纪密教式基督徒的友情传统，也是炼金术者的传统，还是他们对于物质乃至世间所有物品，都抱有足以对此敬献上宗教式冥想的威严的一种承认。

施威特斯为极其粗陋的东西赋予艺术地位，或者说将之奉举上"大教堂"（富丽堂皇、由各种贵重物品所装饰的教堂）的这个过程，可以看作在污浊之物里探求珍贵之物，仿佛过去的炼金术一样。（170页之后）

读到这里，可以明确的是，安妮拉·亚菲在当时并没有考虑过在心理治疗中使用这种技法的可能性。与其说她关心的是能否运用于心理治疗，不如说她更关心拼贴画与炼金术的关系。（172页之后）

另外，她对于布勒东的自动记述法（Automatism）的看法如下。

将无意识中升起的语句，不加以任何意识的限制，原原本本地记录下来。……通过这样的实验过程，意识才能够打开无意识的流动通路，但这点却在布勒东那里受到了忽视。无论无意识有多大的价值，关键仍在意识的手中，所以发挥决定性作用的仍然是意识。意识其自身规定了各种各样的意象所具有的意义，却无法认识在当下、目前的这个具体的现实当中，对于人们而言，各种各样的意象具有什么样的意义。意识只有通过某种程度的相互作用，使得无意识证明其自身的价值，才可能提示出克服由空虚

所带来的忧郁的手段或方法。（179页）

通过这段记述，可以知道安妮拉·亚菲尽管非常熟悉并关心拼贴画以及超现实主义，但并没有认识到其在心理临床中的重要性，也没有思考过将之作为技法积极利用起来的可能性。她更关注炼金术的传统，甚至批判布勒东，忽视了拼贴画作为"接近无意识的方法"这一特长，反而强调"意识的重要性"，而否定了这个技法的长处。这样的态度，在今天看来仍觉得不可思议。

荣格心理学与拼贴画最终擦肩而过，从这些蛛丝马迹能推断他们之间并没有任何联系。

六、近来的拼贴画作品

拼贴画在美术中的影响持续至今，特别是在战后美术当中，常常可以发现拼贴画作品。接下来，按照笔者所见过的作品进行简单介绍。

"这个小小的拼贴画作品是1950年代后半叶，开启了英式波普艺术先河的汉密尔顿（Richard William Hamilton）的代表作，也是波普艺术的先驱性作品。1956年，他在参与'这就是明天（This is tomorrow）'展览会的企划时，将之作为宣传海报的一部分而提交。生于1929年的汉密尔顿，出于对战后社会广泛的物质贫乏的反抗，夸张地讽刺了美国的消费文明以及对广告的狂热，并将这种讽刺进行作品化［摘自《嘈杂的静物们》（篠田、建昌，1993，103页）］。"

前文中已介绍过毕加索或恩斯特等人的作品，与我们在拼贴画心理疗法中看到的作品还有非常大的距离。但是汉密

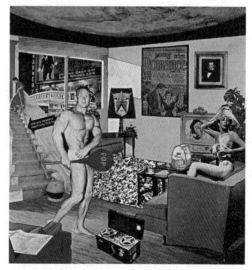

图2-5 《什么东西使今日的家居变得那么不同，那么有吸引力？》（汉密尔顿，1956）

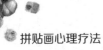

尔顿的作品，却和拼贴画心理疗法中常见的作品很相近。笔者从开发了拼贴画心理疗法的角度出发，也可以对这个作品进行不同于美术的解读。

首先，笔者认为这个作品很好地传达出了1950年代的美国社会的氛围。画面的主题并非户外，室内成为了画面的舞台。天花板被拆除了，一抬头就是月亮的世界。世界上最初的载人航天飞船发射于1961年，可以推测在当时月亮大概是一个非常临近人类的存在吧。家庭里充斥着不少的时髦用品——录音机、吸尘器、汽车的标志、电话、电视、罐头等，也许在当时这些都是最流行的东西。但是，如何从这个作品当中，解读近代化的家庭当中的人际关系？异性关系，大概也是中年期夫妻关系中最大的课题。画面中，相较于两者之间的精神性交流，更加显示出的是过度的肉体的部分。与其说这是亲密的男女关系，不如说刻画出了疏远的两人关系，两者之间没有视线上的交汇。这里的登场人物之间的关系并没有确切地暗示，尽管人与物之间的联系非常紧密，但人与人之间的联结却显得非常稀薄。图中的男性与女性之间也有非常大的距离，两个人在进行着怎么样的谈话呢？还是说，他们借助这些物品在进行谈话？笔者感觉到仿佛两者之间要是没有汽车、电子用品作为中介，会话就无法成立。在裸体女性的后面，电视影像中一个女人正在打着电话，尝试做着什么沟通。在其背后的墙壁上——刚好在男性和女性的正中央——贴着一张海报，海报上描画着两个关系亲密的夫妻，"Romance（浪漫，译者注）"这几个文字被强调出来。

笔者认为这幅画有可能反映了汉密尔顿自身的男女关系，也有可能并非其自身的无意识，而是当时的社会当中的集体无意识的反映。家庭中男女之间的这种不合拍，究竟对于汉密尔顿自身有什么样的意义，从笔者来看，不亲自问问，是不得而知的。当然，笔者对于汉密尔顿的人生轨迹一无所知，这些评论一定程度上可能是错的。希望读者可以结合上文，理解美术评论家与心理临床家在视角上的不同。

七、现成品（Ready-made）的登场

前文的介绍都是以毕加索的绘画作品为中心，下面希望介绍一些立体的作品。池田在《拼贴画论》（1987）中这样进行评论。

在20世纪的美术界里，要说最大的事件莫过于现成品的登场。艺术家自身将"现成品"称为艺术作品，是非常了不起的一件事。相较于绘画创作，他们选取日常的制造物，通过摆放方式与摆放场所的选择，赋予新的名字，使得事物从原来的形态中发生质的改变（31页）。

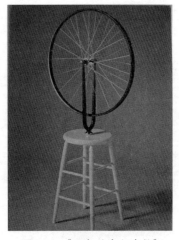

图2-6　《现成的自行车轮》
（杜尚，1913）

从拼贴画以及摄影蒙太奇（Photomontage）使用了印刷品以及制成品这点而言，是对迄今为止的绘画艺术的一种颠覆。

让现成品在艺术中登场的是马塞尔·杜尚（1887—1968），他在毕加索创作最初的拼贴画的次年，制作了《现成的自行车轮》（1913），其后又创作了《奶瓶干燥器》（1914）。

笔者在1992年曾写过《马塞尔·杜尚与箱庭疗法》一文，稍加修改后曾作为《箱庭疗法学会杂志》的卷首语（森谷，1994），在此进行简单的引用。

近来，从箱庭疗法中获得了灵感，创造出了拼贴画心理疗法并兴致勃勃地运用于各种各样的案例当中。目前为止已有三十年历史的箱庭疗法，常常被介绍为运用"既成品"，即现成品（Ready-made）进行各种各样的组合的、一种非常有效的治疗手段。箱庭疗法中主要利用了立体的现成品，事实上，使用平面的现成品这个构思也是行得通的。这个构思的成果，则是美术界当中众所周知的拼贴画。通过这样的经历，我在拼贴画心理疗法的实践中，反而发现了许多过去不曾发现的、箱庭疗法的特征，这使我对箱庭疗法的兴趣也愈加浓厚。

最近，在翻阅现代美术的相关书籍时，我与一位非常有趣的人物相遇了。他就是出生于法国的马塞尔·杜尚（Marcel Duchamp，1887—1968），听说在美术的世界里也非常有名。

43

拼贴画的发祥常常追溯到毕加索以及布拉克。毕加索于1912年首次创作出了他的拼贴画作品,命名为《有藤椅的静物》。他将印有藤椅花纹的油布原原本本地贴起来,用麻绳圈出画框。

　　在一年之后,杜尚在1913年创作了作品《现成的自行车轮》。这个自行车的车轮不是他自己创造的,而是将现成品的车轮进行了一点点加工(把车轮倒着安装在椅子上)并作为美术作品发表。次年,也就是1914年,他又发表了有名的《奶瓶干燥器》。所谓《奶瓶干燥器》,是将杯子洗干净后倒着挂在上面的厨房用品。事实上,这也不是杜尚自己创造的东西,是他从巴黎的百货商店里买到后,就那样原原本本地作为自己的作品发表。1917年在纽约的独立艺术展当中,杜尚提出了更有名的杰作,他将市面上贩卖的小便池取名为"喷泉"(又译作小便池),并署名"Mutt",作为作品提出(Mutt是销售该小便池的商店名,译者注)。展览会的委员会对于这个作品大吃一惊,并拒绝了它的出展。但杜尚对此进行反驳,提出"这里的问题并非要去讨论这个东西是不是Mutt制造的,而在于这是我进行的选择",杜尚选择了这样的日常用品,重新进行了命名,并且放在了意想不到的场所。因此,可以说杜尚"对于这一事物的判断创造了新的立场",也正是他的创造力所发挥的结果。听了这样的解说,我不禁暗喜,觉得自己也可以成为艺术家,只要在百货商店里,选个什么,再将它放到美术馆里,和其他艺术家的作品放在一起即可。

　　要是平时都在进行箱庭疗法实践的人听了这样的说明,大概也不会觉得奇怪。箱庭疗法在导入心理治疗的早期,并不要求来访者自身进行创作,只要从玩具棚上取出市面上兜售的人偶玩具或汽车模型放在沙箱里即可,不需要任何绘画技术,这常常被介绍成一种

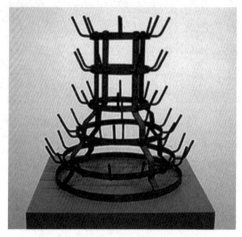

图2-7　《奶瓶干燥器》(杜尚,1914)

"谁都可以完成的方法"。先从百货商场里采购很多材料，再从架子上取一个奥特曼放在沙箱里就可以了。仅仅因为经由孩子的手将奥特曼放在沙箱里，就会具有全然不同的意义。因为孩子从其中那么多玩具中进行了选择，这个选择行为反映了他的人格的深层次特征。从箱庭疗法的实践中获得的这种分析视角也可以运用于杜尚的《奶瓶干燥器》里，要是来访者放一个奶瓶干燥器在沙箱里一定会让咨询师大吃一惊。如果把它放在沙箱里，这个作品给人的感觉，仿佛不管怎样都没有办法再出手去做什么。因为它是用金属丝做的，全是钢筋，还给人一种空虚感。倒钩杯子的金属丝就仿佛刺猬一样向上突起，稍微一伸手就会被刺到，这样的恐惧感从中袭来。它甚至可以看成无数突出的男根。从中大致可以解读出杜尚身上悖逆世间常识的生活方式。除此之外，杜尚还有其他很多激发人们想象的作品。但是，在1917年的《小便池》作品里，不同于《现成的自行车轮》与《奶瓶干燥器》，也没有用金属丝，作品的材料因变成了实实在在的陶器而引人注目。作为箱庭作品的话，材料从金属丝到陶器制品，一定也会引发非常多的讨论。

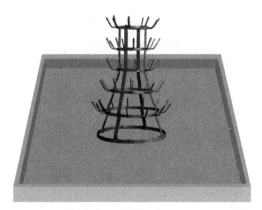

图2-8 拼贴画"摆在沙箱中的奶瓶干燥器"（森谷制作，2011）

（杜尚从巴黎的百货商城里买来干燥奶瓶的厨房用品，在不进行任何加工的情况下将它作为美术作品摆放在美术馆。如果不是摆放在美术馆，而是摆放在沙箱会怎么样？为何会这么假设，原因在于在箱庭中使用的迷你玩具，也是大家从各式各样的商店里买来的。）

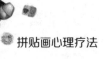

杜尚曾说"任何东西都可以称为艺术，无论使用什么，无论拥有某种技术与否，无论独一无二与否，即使是大量生产的东西，美也好丑也罢都不会阻碍其成为艺术品。怎么也无法从中唤起美感也没关系，也可以是现成品这样，一下子就可以做出来的东西"。笔者认为这样的态度与箱庭疗法非常接近。箱庭疗法中，咨询师也会这样将选择的物品与那个人的生活方式所重叠，不慌不忙甚至有些执拗地以这种角度去看作品。而沙箱可以称得上，唤醒这种视角的舞台空间。（《箱庭疗法学研究》第7卷第1号）

第六节　所谓"疗法"

到目前为止，本文都从美术的角度进行了考察，下面将从"疗法"的角度出发进行探讨。

首先，从"疗法"的定义开始。

"（治）疗法"的定义是"对某种疾病或受到的伤害进行治愈。以此为目的，施以各种各样的方法（广辞苑）。"

这个定义与美术的定义相比，目的全然不同，"艺术疗法"这个词语中，把完全不同性质的用语"艺术+疗法"合成起来。艺术追求的是"美"，而疗法追求的是"治愈"。

在进入拼贴画的问题之前，需要充分解释下"疗法"的问题。所谓"疗法"，包含了"作业疗法"与"心理疗法"。对于这两者的区分，到目前为止还没有人作为课题进行讨论，但笔者认为这样的探讨非常必要。

一、作业疗法（occupational therapy）

首先，我们要明确的是，临床场合下拼贴画的最初登场，是从作业疗法中开始的。由于海外的文献难以全部检索到，在今后可能会发现与下文相悖的地方。笔者在1993年的《拼贴画心理疗法入门》的"临床场面中的拼贴画技法历史"中介绍了关于拼贴画心理疗法的先行文献（详细参考第3章）。直至今日海外文献也没有对拼贴画进行过如此详细的介绍。笔者最初对海外的先行研究充满了兴趣，用心查找后却意外地没有太大收获。除了兰德卡登（Helen B. Landgarten）的《杂志·照片·拼贴画》（*Magazine*

Photo Collage）之外，没有任何相关文献。因此，非常意外的是，对于拼贴画心理疗法的综述介绍，可能除了森谷（1993）执笔所写的《拼贴画心理疗法入门》之外没有其他相关介绍。如果谁知道其他的相关文献的话，还请告知笔者。

在笔者所知的范围内，临床领域中关于拼贴画的论文，只有巴克和普罗温彻（Buck，Provancher，1972）的《杂志图片拼贴画》（*Magazine Picture Collage*）”，被刊载于《美国作业疗法杂志》当中。据论文中记载，巴克是一位医生，担任密歇根州底特律市的拉斐特（Lafayette）诊所的康复科主任，普罗温彻则是成人作业疗法的督导。在该论文的文末，作者向杂志相片拼贴画法的创始人，西奈山医院的作业疗法士[①]简·米歇尔（Jane Mitchell）表示了感谢。这种技法大概由简·米歇尔所提出，再由巴克以及普罗温彻写成研究论文发表。简·米歇尔的功绩尽管尚不明确，但似乎并非是喜欢做研究的人。

另外，对于作业疗法，科钦（Sheldon J. Korchin， 1976）曾做出了如下定义"通过向来访者提供有意义的工作，达到使其提高技能的目的，恢复其对社会环境的兴趣。以在外界的生活为雏形设置诸多活动，例如舞蹈、音乐会、各种课堂、娱乐活动或团体竞技等，促进来访者达到交流甚至协作的目的"。（《现代临床心理学》）

另外，在日本作业疗法士协会的官方主页上，有以下对作业疗法的介绍：

"对于身体或精神有障碍者，或有预期成为障碍者，为了保证其能够进行主体性的活动，通过对其诸多功能进行恢复、维持以及开发的作业活动，进行治疗、指导及援助行为。"

[①]作业疗法士（occupational therapist，简称：OT，即职能治疗师，香港称为职业治疗师）是医疗从业者的一种。在医师的指示下进行"作业疗法"。借着使用"有目的性的活动"来治疗或协助生理、心理、发展或社会功能上有障碍及需要的人，使他们能获得最大的生活独立性。和理学疗法士（PT）、言语听觉士（ST）、视能训练士（ORT）都统称为复健职业。

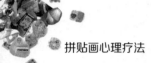
作业疗法的目的

·基本功能（运动功能·精神功能）

·生活能力（饮食、如厕等，日常生活中的活动）

·社会适应能力（区域性活动的参与、就业就学的准备等）

换言之，拼贴画被使用于作业疗法中，可以说是以"技能的提高，对社会关心度的增加，运动、精神等诸功能的恢复"为主要目的。因此，伴随着剪切然后粘贴这样的作业，将拼贴画作为一个作业疗法也非常适合。但是，在巴克等人的文章中却写到，除了作为作业疗法使用以外，还可作为心理评估的一种方式来活用。

拼贴画的临床应用首先在作业疗法领域登场，其后不久便在艺术治疗领域中有了相关论文。那么它们之间的差异究竟在哪里？为了明确这点，不得不进一步对作业疗法与心理疗法进行区分。

二、心理疗法

笔者对拼贴画心理疗法的定义是"既是心理治疗的一种，也是艺术疗法中的一种技法"。这里就不得不明确心理疗法是什么。但定义心理疗法绝非易事，有多种定义的可能性。

在2005年左右，笔者经过多方讨论的结果是，将弗洛伊德的定义作为基本的出发点。

弗洛伊德在《精神分析入门》的绪论部分，对精神分析进行了如下阐述。在当时，"精神分析"一词就意味着"心理疗法"，"精神分析＝心理疗法"这样考虑也是可以的。

"精神分析（心理治疗）当中，仅仅存在咨询师与来访者之间的'语言的交流'。来访者通过谈论、哀叹过去的经验以及现在的印象，明确愿望以及情感的动向。咨询师通过倾听、鼓励等方式尝试指导来访者思考的动向，以促使其注意力转向特定的方向，并且对来访者的反应进行观察，判断其是否了解或拒绝咨询师的说明。"

从弗洛伊德的定义出发，可以将各种学派的主张整理如下表。拼贴画心理疗法在此基础上，将部分的"语言的交流"通过非言语的方式（艺术，也就是拼贴画）进行了转化。弗洛伊德所谓"语言的交流"事实上指的是"自由联想法"，但笔者认为更加宽泛、自由的沟通形式都纳入这一范畴会更好。

表2-1　各心理流派与弗氏间治疗主张的对比

弗洛伊德的方法	修正及改善	新的尝试
1.医生与来访者之间 →	团体 →	会心团体、家庭治疗
2.言语的交流 →	非言语的交流 →	绘画、箱庭、拼贴画、音乐等艺术疗法
	身体表达的交流 →	游戏疗法、舞蹈、动作法
	言语的交流的深化 →	故事、俳句、连句疗法等
3.重视过去的经验 →	对症状的意义、目的、未来的重视 →	阿德勒派、荣格派等
4.现在的印象 →	"此时此地"的重视 →	罗杰斯、甘德林(Eugene T. Gendlin)、认知疗法
	对内心意象的重视 →	梦的分析(荣格)、客体关系学派(梅兰妮·克莱因)
	治疗时间的浓缩 →	时间限制心理治疗(短期心理疗法)
5.指导来访者的思考 →	不进行指导 →	非指导性心理疗法(罗杰斯)
	认知的修正 →	认知疗法、理性疗法(Rational therapy)
	行为的修正 →	行为疗法
	对家庭问题的重视 →	内观疗法、家庭疗法
6.注意指向特定方向 →	向身体进行聚焦 →	焦点取向(甘德林)
7.与弗洛伊德无关 →	东洋的方法 →	森田疗法

　　拼贴画心理疗法是一种将心理治疗中的一部分言语的交流，通过既成品的绘画或照片作为媒介进而取得沟通的方法。换言之，这种方法并不追求美，或运动、精神功能的提升。另外，重要的是弗洛伊德的定义中的后半部分。拼贴画并不是追求作品的完成，而是其后借助作品"来访者叙述、哀叹过去的经验以及现在的印象，明确愿望及情感的动向"。不可否认的是，制作拼贴画确实具有宣泄（catharsis，又译作净化，译者注）效果，但拼贴画不是做了就结束的东西。咨询师的角色在于透过作品，理解制作者的心灵，将这种理解作为反馈还给制作者，咨询师对这一连续的过程负有全部的责任。这样的方法才称得上作为心理治疗的拼贴画。如果通

过作业疗法中创作的作品去理解来访者的内心，并担负这样的责任的话，那样的人已然进入了心理咨询师的角色。反过来而言，仅仅将自己的角色定位在剪切后并粘贴这部分的心理临床学家，事实上并没有完成心理咨询师的职责。心理咨询师必须对自己本来的使命有明确的自觉。

三、艺术疗法

作为心理疗法的拼贴画心理疗法，也可以用荣格的语言进行表达，笔者常常引用下面这段话，在此也想再次提及。

作为艺术疗法的拼贴画

"将各种各样的情感翻译为意象，意味着将情感内隐藏的意象成功地提取出来，使得内心获得平静与安稳。让意象继续潜藏在情感当中，定然会使得自己被无意识中的内容所分裂。也许，无意识的内容被分裂开来之时，就会产生一种不可抗拒的力量，使人陷入神经症，而感受到自己被那样的内容所破坏。通过这样的实验，从治疗的观点而言，我认识到对情感的背后的意象有所觉察的话，就会成为某种救赎。"（村本译《荣格自传》，1994）

到这里，相信已经可以明确荣格自传中的这段发言，与超现实主义者的发言有多大的差异了，历史上荣格自然也不会与达达主义有任何瓜葛。换言之，拼贴画心理疗法借助现成的绘画或照片，甚至文字等所具有的表现力，将心灵内面的无意识赋予意象的形态。基于此来产生宣泄（净化）效果，使心灵得以被整理，同时也可作为来访者面向咨询师的沟通手段而使用。

通过上文，也可以明白拼贴画心理疗法的确立过程中，不得不途经荣格心理学、箱庭疗法，这样迂回的方式才能被再度发现。

第七节　来访者创造的拼贴画

拼贴画一词尽管非常实用，但包含的范围非常广泛，甚至可能有过于宽泛的问题。目前为止，本文中拼贴画一词的意义有以下三种：首先是毕加索的"拼贴画"，其次是超现实主义的"拼贴画"，最后是作业疗法中的"拼贴画"。前文中业已说明，尽管都冠以"拼贴画"一名，但实际上却具有截然不同的内涵。拼贴画心理疗法相较于毕加索的"拼贴画"，可以说更接近超现实主义中的"拼贴画"的意义。但即便如此，从弗洛伊德以及荣格的角度看来，不得不承认超现实主义的拼贴画，与拼贴画心理疗法仍是截然不同的。笔者的实际感受中，也对超现实主义者的主张感到一定的不协调感，总会觉得似乎哪里有问题。直到2010年，荣格的《红书》出版以后，笔者才打消了脑中的疑惑。

这也是在写作本书时，笔者重新意识到除了上述历程以外，还有一个拼贴画的发展历程的存在。有记载显示，在自然状态下来访者由于自身迫切的需要，自发地创作拼贴画，其中也蕴含心理治疗的意义。这一种情况与第一章中艺术疗法学会的山中与大森的指摘相同。

既是医生又是艺术史学家的普林茨霍恩（Hans Prinzhorn）于1890年至1920年间，赴欧洲各地精神病治疗机构收集了各种绘画作品，其中也有拼贴画作品。关于这部分，亚瑟夫（Irwin Jarchov）业已在艺术治疗学会杂志第11卷（1980）中，结合照片介绍了其中的拼贴画作品，森谷（2003）对此进行了简单的报告。

亚瑟夫阐述道"……显而易见的是，存在无数的拼贴画作品。首先这些都是用纸做成的，但还用到石头、纽扣等各种各样的东西，在当时这些还没有成为正规艺术形式的技术"。在毕加索之前，精神病来访者反而更早地采用了后来被称为"拼贴画"的方法，大概因为他们确实需要这种方式。

西丸四方在精神医学的教科书中（西丸，1949），登载了精神分裂症"支离破碎的黏合画越做越好后，来访者得意地给人看"的照片（160页，见图30）。那个作品中"甘苦人生""你的名字？""家庭之王""自然之力""Norshin"（一种日本产解热镇痛药，译者注）等字样，用活字或绘画贴在上面。即使在日本，来访者也会自发地进行拼贴画创作。

1969年，不仅山中在来访者中发现这样的现象，之后也有人进行相似的报告。笔者在拼贴画的研修会及讲座中，也会碰见一些在过去自发地做过拼贴画的人，但不太明确那些人是否知道"拼贴画"这样的用语。

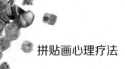

拼贴画大概就有这四条发展历程，均以使用"拼贴画"这样的名称而容易相互混淆，但共通处在于均采用"剪切后粘贴"的方法。因此，笔者最初将这种方法命名为"剪切粘贴游戏疗法"，这大概是最不会招致误解的名字。从中村（1984）的"现成品（Ready-made）的组合"的观点出发，也意味着这个名字不应该包含任何"剪与贴"以外的含义。

那么，读者不禁会问，笔者的拼贴画心理疗法的基石究竟是什么呢？笔者的"拼贴画"，既不是来自毕加索，也不是来自超现实主义，反而更加接近来访者自发创造这一传统。只是，来访者自发创作的拼贴画，一直以来从没有获得过人们正当的评价。正如西丸书中写的"支离破碎的黏合画越做越好后，来访者得意地给人看"，然而治疗者时常忽视来访者的"黏合画"当中的价值。那样的作品，可以说是用暗号书写出来的。为了解读这些暗号的意义，为了将这种解读提高到学术水平，不得不通过箱庭疗法这一非常迂回的历程。

笔者认为，时至今日，就算是毕加索或超现实主义的拼贴画，也可以通过箱庭疗法再度发现其中的价值。

第八节　总结——拼贴画的复数坐标轴

上文已经对美术、美术教育、作业疗法、心理疗法（艺术疗法）进行了区别和比较。但读者可能还是很难理解笔者的说明，这之间的异同确实非常难以解释。为了更好地说明这个问题，笔者特意做了下面这样的坐标轴，如图2-9所示横轴为实数、纵轴为虚数（i）。

考虑这个图的契机是从森谷（2009）开始，时值日本临床心理职业的国家资格化的课题，心理学内部的实验心理学派与临床心理学派之间，由于学科背景的不同产生了对立。笔者认为两者之间不应该产生无意义的对立，更需要的是相互之间的互补。荣格在《超越性功能》（1916）中写道"超越性功能可以比作数学中的超越关系数，亦即实数与虚数（imaginary number）的相关功能。心理的超越性功能，也是由于意识内容与无意识的内容之间的联合才产生的"。笔者从中获得灵感，以复数（complex number）

坐标轴进行类比。另外，1916年也是诞生于苏黎世的达达主义诞生的时候。

所谓荣格的心理治疗的目标，在于统合解离开来的意识与无意识，意识与无意识的统合也被称为超越性功能。因此，为了达成这样的目的，先要接近无意识。为了入手无意识的素材，需要削弱意识的功能。例如，可以借助梦的方法，利用意识的"沉睡"从而获得无意识的素材。自发的幻想可以减弱批判性的注意力，使得潜在的幻想涌现出来。弗洛伊德自由联想便是这样的原理，绘画、橡皮泥、舞蹈等其他方法也被荣格列举出来。

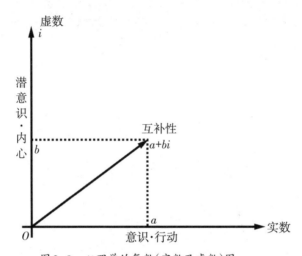

图2-9 心理学的复数(实数及虚数)图

以横轴为实数轴(意识、行为：精神物理学)，以竖轴为虚数轴(i)(无意识：深层心理学/精神解析学)。意识及无意识之间处于互补的关系。在这个空间中，可以通过直线的不同倾斜率，表现出疗法在多大水平上依赖了无意识。

从这样的构想而言，拼贴画也可以算作其中之一，但并没有被荣格所论及。

来访者如果具有某种程度的绘画的能力，可以通过绘画的形式表现出情绪的变动。需要注意的是，这时的绘画并不是从技法或美感出发，画得好不好的问题无关紧要。只要可以使得幻想自由地运动，之后再细心加工画面也是可以的。原理上而言，这样的手法与之前所阐述的过程相同。这时候的产物同时接受了无意识与意识的影响，寻求曝光的无意识的努力以及寻求本质的意识的努力，在其共同的创造之物中具体显现出来。

换言之，心理疗法通过缓解意识的控制，获取无意识的素材后，又牢牢借助意识的力量，将这些素材在意识之中重新融合。换言之，作品本身即是意识与无意识的融合之物。这也是心理咨询师与超现实主义者之间在认识上的差异，超现实主义者认为只要拿掉理性（意识）即可。

笔者在这里想到了这样的图。

横轴为实数（意识），纵轴为虚数（无意识），实数与虚数的和为（$a+bi$）如图2-10所示。

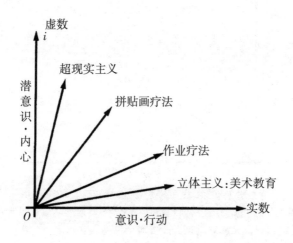

图2-10 复数（实数及虚数）空间上拼贴画心理疗法的相对位置
——与美术、作业疗法、艺术疗法相比

正如图中所示，即使同样使用"拼贴画"这个名字，在意义的方向上完全是不同的。立体主义的拼贴画当中，没有考虑无意识的问题，仅仅存在造型的问题。而在超现实主义当中，激进地排除了理性（意识）。可以说这两者都走向了两个极端。美术教育因为以造型技术为重心，视制作者的方针而偏向不同的方向。若以学生的内心作为课题，将靠近艺术疗法。

但是，一般而言教师并不会应对学生的无意识的问题。

作业疗法当中，作业被看作一种技术，更重视意识层面，但常常同时不知不觉地应对了其中的无意识的问题。但是，对于康复咨询师而言，应对无意识并非其本身的职责范围以内。

艺术疗法既重视意识也重视无意识，通过图画而被理解。可以说咨询师以作品为媒介，不仅仅关注制作者的意识层面，也担负了应对制作者的无意识层面的责任。

第三章　拼贴画心理疗法的发展历程

第一章我们讲述了开发拼贴画心理疗法的动机，立意过程以及到正式报告为止的一些事情。第二章则是围绕拼贴画心理疗法的理论背景，和美术、箱庭疗法、作业疗法进行了详细的比较。而本章，将就拼贴画心理疗法的起源，结合精神分析法、箱庭疗法、美术史等归纳成具体的历史年表，来更进一步地阐述自笔者1987年在日本正式报告拼贴画心理疗法之后近二十五年来的发展经过。

一般从"构思到正式报告"，研究者大多都是自己一个人默默地进行研究，但此后就并非是研究者个人独有的研究了，也会遇到一些至今截然不同的问题。像是和其他研究者们的关系等，与社会的广泛交流也是今后的课题之一。又如"7.来自其他研究者的重复实验，验证，批判""8.普及——研究会，学会"等阶段产生的新困难。研究甚至有可能会被误解或质疑，这些都是以后身为研究者不可避免的难题。关于以上类似问题本章也略有涉及。

第一节　箱庭疗法和拼贴画心理疗法的历史年表

笔者将拼贴画心理疗法结合弗洛伊德精神分析学的发展、箱庭疗法的发展历程、美术史等按照年代变迁的顺序进行了整理归纳，具体如下所示（表3-1）。

表3-1　箱庭疗法和拼贴画心理疗法的历史年表

17世纪中期—18世纪中期	在西班牙的安达卢西亚(Andalucia)南部,"错视图(Trompe-)"开始发展(第二章图2-1)
1890—1920年	身为医生的艺术史家普林茨霍恩(Prinzhorn)在欧洲各地收集精神病患者的绘画,在这其中发现了无数的"拼贴画作品"
1990年	弗洛伊德(1856—1939)出版《梦的解析》一书
1904年	多拉·M.卡尔夫(Dora M.Kalff)出生(1904—1990)
1906年	荣格(1875—1961)将《诊断学的联想研究》赠送给弗洛伊德
1907年	毕加索(1881—1973)创作《亚威农少女》,标志着立体主义(Cubisme)的诞生。
分析立体主义时代(1907—1912年秋)	
1909年	弗洛伊德、荣格等访问了美国的克拉克大学(Clark University)
	马克斯·恩斯特(Max Ernst,1891—1976)波恩大学(Bonn University)入学,学习哲学及精神医学
1911年	毕加索认识了艾娃(Eva Gouel,915年去世)(第二章图2-2)
1912年	综合立体主义时代(1912—1920年左右)
	毕加索开始使用贴纸图案(papier colle)手法,创作《有藤椅的静物》(第二章图2-3)　乔治·布拉克(Georges Braque,1882—1963)创作拼贴画
	荣格出版《力比多(Libido)的转化和象征》;这一时期,弗洛伊德和荣格的意见开始对立
1912—1914年	毕加索热衷于拼贴画的制作
1913年	杜尚(Marcel Duchamp,1887—1968)创作《现成的自行车轮》——最早的"现成品"(ready-made)作品(第二章图2-6)
1914—1918年	第一次世界大战
1914年	杜尚创作《奶瓶干燥器》(第二章图2-7)
1915年	艾娃去世
1916年	第一次世界大战时期,在苏黎世的伏尔泰酒馆(Cabaret Voltaire)开始了"达达"运动
	荣格出版《无意识的构造》《超越性功能》(*The Transcendent Function*),完成最初的曼陀罗作品

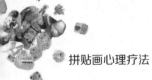

续表

1917年	杜尚在纽约举行的独立艺术家展览上展出以《喷泉》为题,署名穆特(Mutt)的男用小便池;弗洛伊德出版《精神分析入门》一书
1918年	荣格批判达达主义运动[源自《红书》(The Red Book)中的"艺术与苏黎世学派"]
1919年	安德烈·布勒东(Andre Breton,1896—1966)开始了"自动书写"Automatic Writing)
	恩斯特这一时期开始制作拼贴画
1920年代	布勒东出版《超现实主义宣言》
1925年	恩斯特首创"拓印"(frottage)(用薄纸临摹出板材表面的凹槽)
1928年	河合隼雄(1928—2007)出生
1929年	恩斯特创作《百头女》(拼贴画集的第1作品)(第二章图2-4)
	伦敦的洛温菲尔德(Margaret Lowenfeld,又译作劳恩菲尔德)从威尔斯(Herbert G.Wells)的"地板游戏"(Floor Games)中得到启发,开发"玩偶盒"。该疗法作为儿童心理疗法之一,"无需解释和转移就能治疗的方法","不仅带有视觉还具有触觉要素的技法",还能够表达儿童的内心世界。该疗法后被引入"世界技法"(The World Technique)(1939年发表论文)
1930年	恩斯特创作《想要加入加尔默罗会(Carmel)的少女的梦》
1934年	恩斯特创作《为一周的仁慈》
1939年	弗洛伊德去世;第二次世界大战爆发
	劳恩菲尔德发表"世界技法"相关论文(The World Pictures of Children—A Method of Recording and Studying them)
1941年	恩斯特逃亡美国
1948年	C.G.荣格研究所在苏黎世创立
1949年	卡尔夫从1949年开始的6年间在荣格研究所学习,接受荣格妻子艾玛的分析
	西丸四方出版《精神医学入门》(南山堂,登载了"展示逐渐变得擅长的支离破碎的拼贴画"的精神分裂症患者的照片)
1950年	洛温菲尔德发表了"世界技法"(The Natures and Use of the Lowenfeld World Technique in Work with Children and Adults)
1954年	卡尔夫在苏黎世听了洛温菲尔德有关"世界技法"的演讲,开始对此产生兴趣

1956年	卡尔夫为了学习洛温菲尔德的"世界技法",去伦敦留学1年;其间还和福特汉姆(Foedham Michael)及温尼科特(Donald Woods Winnicott)有所交流
1956年	理查德·汉密尔顿创作《究竟是什么使今日家庭如此不同,如此吸引人呢?》(第二章图2-5)
1961年	荣格去世
在日本箱庭疗法的开始	
1962—1965年	河合隼雄留学瑞士的荣格研究所,并和卡尔夫相遇
1962年	冈田洋子在东洋英和女学院短大论文集中发表"根据世界技法尝试诊断幼儿的情绪障碍"(这是第一次在日本介绍"世界技法",但是却没有普及)
1965年	河合隼雄取得荣格心理分析师资格回国,在天理大学和京都市咨询中心引入箱庭疗法;在日本开始推广荣格心理学和梦的解析
1966年	卡尔夫出版《沙盘游戏——基于心理治疗的取向》(*Sandspiel — Seine therapeutische Wirkung auf die Psyche.Rascher Verlag, Zürich und Stuttgart*)
	卡尔夫访日
1967年	河合隼雄(39岁)出版《荣格心理学入门》
1968年	巴克和普罗温彻(Raymond E. Buck & Mary Ann Provancher)在密歇根州的底特律,以500位新住院患者为对象,将拼贴画作为作业疗法进行了测验,于1972年发表论文
1969年	河合隼雄编著出版《箱庭疗法入门》(诚信书房)
	在山中(1986)的事例中,来访者在绘画疗法过程中自发性地制作拼贴画
	冈田康伸"箱庭疗法的基础研究"(用SD法分析作品的印象并将其类型化)
1972年	河合隼雄监修,大原贡、山中康裕译《卡尔夫沙盘疗法》诚信书房[原题:《沙盘游戏——基于心理治疗的取向》(1966年)]
在作业疗法领域引入拼贴画	
1972年	巴克和普罗温彻(Raymond E. Buck, Mary Ann Provancher)在美国作业疗法志上发表《作为评定技法的杂志图片拼贴法》
1973年	毕加索去世

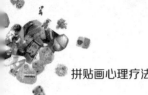

续表

1974—1977 年左右	松原秀树在九州大学诊疗内科,在焦点(focusing)研究中导入拼贴画疗法的试点项目(pilot study),结果却因为"没有明确治疗机制和作用的结构",未能在学会上发表
1978 年	山中康裕出版《少年时期的心灵》(中公新书)
1979 年春	橘玲子给精神病患者尝试了拼贴画,但是没有正式发表
1980 年	亚瑟夫(Irwin Jarchov)发现普林茨霍恩的收集中有拼贴画作品,并将这一发现发表在《艺术疗法会志》上(Jarchov,I.,1980)
1982 年	卡尔夫主办的"国际箱庭研究会"(苏黎世)创立
	第一届日本心理临床学会(九州大学)大会召开
1982—1987 年	河合、山中编《箱庭疗法研究》(3 卷)出版(诚信书房)
1984 年	河合隼雄、中村雄二郎《托普斯(Topos)的知——箱庭疗法的世界》(TBS-BRITANNICA 出版社);冈田康伸出版《箱庭疗法的基础》(诚信书房)
1985 年	木村晴子出版《箱庭疗法—基础研究和实践》(创元社)
1986 年	山中康裕发表《分析心理疗法(荣格派),用精神疗法实现自我》(精神科 MOOK15),收录于吉松和哉编《精神疗法的实际》(金原出版,22-33)

日本拼贴画疗法的开始以及日本箱庭疗法学会的创立
拼贴画疗法的诞生和日本箱庭疗法学会的创立都是在 1987 年

1986 年 12 月	小林哲郎来信询问毕业设计有关"制作迷你箱庭"的事,回信到"虽然有些出误会,但希望你做出好的研究成果来"
1987 年 2 月	池田满寿夫出版《拼贴画论》(白水社);作者订购并阅读了该作品
同年 5 月 1 日	日本箱庭疗法学会组成,笔者被"推荐入会"
同年 5 月 13 日	作者想出拼贴画疗法,在第二周立刻引入心理临床实践
同年 7 月	日本箱庭疗法学会设立并召开第一届大会(京都)
同年 10 月	第六届国际箱庭疗法学会召开(京都)
同年 12 月 5 日	森谷在第 126 届东海精神神经学会(静冈)上初次正式发表拼贴画心理疗法
1988 年	日本"临床心理士"职业资格诞生
同年 5 月	森谷在学会发表的《围绕心理疗法对拼贴画(剪贴游戏)的利用》刊登在《精神神经学杂志》上。

同年6月8日	式场医院(千叶县市川市)的精神科医生秋元勇治看了精神神经学杂志;笔者收到来自他询问拼贴画心理疗法的信(6月8日邮戳)
同年6月14日	森谷把还在修改但基本完成的拼贴画心理疗法论文寄给了秋元
1988年	[杉浦(2006)说,在1988年6月21日秋山Satoko的箱庭疗法研究小组上有身份不明的参加者做出了暗指箱庭和拼贴画的关联的发言。这之前有人提出这个事件是发生在1987年的,不过在2006年订正了。至于事情真相至今不明]
1989年6月	森谷发表《儿童心理门诊-拼贴画技法的再发现》(爱知医科大学小儿科教室的发展(1986—1988))
同年7月	山中发表《绘画疗法和表达心理学》(临床绘画研究)
同年11月3日	森谷在日本艺术疗法学会上第二次正式发表拼贴画心理疗法;山中和大森就森谷的发表进行提问(参见第一章第六节) 杉浦、入江最初在日本艺术疗法学会正式发表该技法(之后,作者协助并推进研究和普及,但是对拼贴画心理疗法的误解却开始产生) 森谷发表《抑郁神经症的拼贴画疗法》(最初的拼贴画心理疗法论文,参见第七章第二节)
1990年	卡尔夫去世
	横尾忠则出版《横尾忠则的拼贴画设计》
	森谷发表《围绕心理疗法对拼贴画(剪贴游戏)的利用——沙盘游戏·箱庭·拼贴画》(艺术疗法志)
	森谷、堀口、藤本发表《青春期(15岁以下)神经性食欲不振症(Anorexia Nervosa)的拼贴画心理疗法》(纪要)

拼贴画疗法的普及
从这个时候开始,在日本心理临床学会上的自主座谈会上开始加入拼贴画心理疗法,也开始在各地开展研究活动;一些学会上也开设了拼贴画心理疗法的工作坊;拼贴画心理疗法在学会相关杂志上也开始出现。

1991年9月	森谷宽之、杉浦京子、入江茂、服部令子、近喰Fujiko、齐藤真在第10届日本心理临床学会(京都大学)上,召开了自主座谈会"围绕心理疗法的拼贴画技法的使用——拼贴画心理疗法的可能性"。此后每年(直到1998年,名古屋大学为止)持续开展
	三木Aya、光元和宪、田中千穗子出版《体验箱庭疗法》(山王出版)
	第十届国际箱庭疗法学会(京都)大会召开,河合隼雄任会长,山中康裕任准备委员长

61

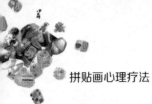

续表

1992年7月	拼贴画心理疗法研究会(东海,东京)设立
同年9月5日	第11届日本心理临床学会大会(日本大学)自主座谈会"围绕心理疗法的拼贴画疗法的可能性"
同年9月15日	《体验拼贴画心理疗法》出版(虽然这本书的写作计划在《拼贴画心理疗法入门》之后,但却比《拼贴画心理疗法入门》更早出版,由于作者的顺序以及相关起源内容的记述错误,对该技法的传播造成了很大的误导)
同年11月7日	森谷主持工作坊"拼贴画心理疗法"(第六届日本箱庭疗法学会)
1993年2月9日	橘玲子来信(接收了1979年时的精神病患者的拼贴画作品)
同年4月	森谷调入鸣门教育大学
同年8月	《拼贴画心理疗法入门》出版(拼贴画心理疗法最早的基础入门书),书中整理了拼贴画心理疗法的技术步骤,森谷和杉浦详细记述了其想法的由来;杉浦在"后记"中表明自己是首创,但在2006年公开承认这个内容是错误的。
同年11月20日	第七届日本箱庭疗法学会(鸣门教育大学)召开,座谈会上探讨了拼贴画心理疗法,森谷担任座谈会会长,服部令子发表案例;兰德卡登出版《杂志·照片·拼贴法》
1994年2月	杉浦《拼贴画心理疗法》(川岛书店)(内容有误,但许多研究者不加以批判而直接使用,使得错误在全日本范围内扩大;而后此书绝版)
	这段时间里,拼贴画心理疗法在矫正领域也有发展
同年9月	第四届日本绘画测试·绘画疗法学会会议召开期间开设工作坊"拼贴画心理疗法入门"
同年10月	第26届日本艺术疗法学会大会的座谈会"对拼贴画心理疗法的期待"(京都市生涯学习综合中心)
同年12月	德岛箱庭·拼贴画心理疗法研究会开始(作者代表)
	东山紘久出版《箱庭疗法的世界》(诚信书房)
1995年	开始了学校心理咨询师制度
同年11月	第二届临床心理士大会召开,森谷、杉浦、中村胜治做培训直播(奈良大学)
1996年	森谷宽之出版《儿童艺术治疗》(金刚出版,书内解说了绘画疗法、九分割统合绘画法、拼贴画心理疗法)

同年10月	日本箱庭疗法学会整合,整合后的学会不局限于箱庭疗法,还包含了例如绘画、释梦、拼贴画等整体意象作为学会倡导内容
1998年4月	森谷从鸣门教育大学调任到京都文教大学
9月	森谷主持第17届日本心理临床学会大会工作坊"拼贴画心理疗法入门"(名古屋大学)
1999年	《现代的精髓》出版(*Esprit*,至文堂,《拼贴画心理疗法》特集)
2001年7月	"京都文教拼贴画心理疗法研究会"(笔者代表)成立
同年10月	"九州拼贴画心理疗法研究会"(西村文喜代表)成立
2003年	兰德卡登(Landgarten, 1993)《杂志·照片·拼贴画》(*Magazine Photo Collage*)日文版出版,森谷宽之为联合译者
发现拼贴画疗法文献中的错误内容	
2006年1月21日	服部令子在京都文教拼贴画心理疗法研究会上对东京的拼贴画疗法起源表示疑问,森谷也对此怀疑。在这之后共同追溯过去的文献,服部便开始向杉浦质疑其起源问题,直到8月的纪要发表为止。
同年8月17日	河合隼雄先生处于意识不清的状态
同年8月25日	杉浦在纪要论文中公示承认了自己关于拼贴画心理疗法起源问题的错误记述(最初,秋山研究组表明是杉浦想出了拼贴画心理疗法且并非1987年,而是1988年6月21日。据此产生了对杉浦拼贴画疗法的质疑。此后直到年末,作者和服部令子对拼贴画疗法相关的文献进行了详细调查,发现了大范围的错误。)
同年8月26—27日	召开第一届日本拼贴画心理疗法全国研修大会(京都文教大学)
2007年1—2月	基于明确的调查结果,向日本心理临床学会、日本艺术疗法学会伦理委员会申请要求查明事实
同年7月19日	河合隼雄先生去世
同年8月2日	森谷、今村友木子在第一届表达艺术心理疗法国际学会(中国,苏州)的工作坊上介绍了拼贴画心理疗法(吉沅洪老师担任翻译,在工作坊讲解和教授了涂鸦法、九分割统合绘画法、自我意象及家庭意象)
2008年12月	第二届全国拼贴画疗法研修大会(西村喜文会长,长崎大学)(以拼贴画疗法混乱的研究情况为鉴,磋商并准备设立学会)
拼贴画疗法的再出发	

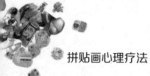

续表

回顾迄今为止的拼贴画疗法研究来预测今后的发展	
2009年7月30日	许英美(北京大学)为学生咨询
同年7月31日	桑志芹教授(南京大学)在南京大学心理健康教育与研究中心主持"绘画疗法案例和心理治疗应用"工作坊
同年8月	第二届表达艺术心理疗法国际学会大会召开(中国,苏州),主持了"拼贴画心理疗法"工作坊
	第一届日本拼贴画心理疗法大会召开(大会会长森谷宽之;Campus Plaza Kyoto);会议有159人参加,会上重新审视拼贴画疗法的研究
同年10月31日	日本心理临床学会伦理委员会发表"伦理公告",以学会名义对拼贴画疗法的错误进行公开申明
同年11月	召开第20届国际箱庭疗法学会大会
2010年8月	第二届日本拼贴画心理疗法学会大会召开(大会会长今村友木子;金城学院大学),学会期刊《拼贴画心理疗法学研究》创刊
2011年3月11日	东日本大地震
8月	第三届表达艺术心理疗法国际学会大会召开(中国,苏州),会议设"拼贴画疗法"工作坊 第三届日本拼贴画心理疗法学会大会召开(大会会长西村喜文;长崎大学)
2012年8月	第四届日本拼贴画心理疗法学会大会召开(大会会长今田雄三;鸣门教育大学)
2013年8月	第四届表达艺术心理疗法国际学会大会召开(中国,苏州)会议设"拼贴画疗法"工作坊 第五届日本拼贴画心理疗法学会大会召开(大会会长橘玲子;新潟青陵大学)
2014年8月	第六届日本拼贴画心理疗法学会大会召开(大会会长生越达美;爱知学院大学)
2015年8月	第五届表达艺术心理疗法国际学会大会召开(中国,苏州)"拼贴画疗法"工作坊 第七届日本拼贴画心理疗法学会大会召开(大会会长西村喜文;西九州大学)
2016年8月	第八届日本拼贴画疗法学会大会召开(大会会长森谷宽之;京都文教大学)

第二节　研究背景——拼贴画心理疗法的前期研究

第一章我们整理了拼贴画心理疗法从立意到正式在学会会议上报告的具体经过。接下来，笔者想要根据年代变迁顺序来追溯之后拼贴画心理疗法的发展历程。

立意之初，由于拼贴画心理疗法非常的简单容易，笔者认为很有可能有人已经尝试研究过了，因此对先行研究特别加以关注并仔细查阅。尤其是在1987年12月的正式学术报告之后，更是积极主动地寻访了不少学者专家。当时，计算机还没有普及，几乎可以说是没有网络的时代。因此，查阅文献可以算是在摸索中前进。先行研究最多也只能找到一些想得到的资料而已。

当时，任爱知医科大学助手一职（后就任京都大学医学部精神科教授职位）的林拓二正巧在科隆大学（Universitaet zu Koeln）留学。聊天中，在笔者提到有关拼贴画的研究时，林拓说好像翻阅过类似资料。大场登身为荣格派的分析家，是箱庭疗法最初的实践研究者之一，也说自己在1980年初在德国留学时曾见到过。黑木贤这么聊道，"在美国学习艺术疗法时，拼贴画作为艺术疗法之一我也曾体验学习过。但是在美国专门研究实践拼贴画的人几乎是没有的。如果写成论文在那里报告的话可能会受到瞩目吧。"（1991）令笔者比较费解的是，为什么他们没有把拼贴画介绍到日本来呢？便猜想其因可能还是他们并没有真正地认识到拼贴画的价值吧。也就是说，知道有拼贴画是一回事，能够认清其所具有的价值则是另外一回事。

木村晴子1987年正好在名古屋的南山短大，她是第二位以箱庭疗法为题材写博士论文的人。当听完我对拼贴画心理疗法的描述之后，立刻反应："这个我早有所知。"木村指出，拼贴画心理疗法就是"自我箱（Self-box）"法，使用立体的箱子来诊断"Self（自我）"，简单来说就是在箱子上组合制作自我的意象。既然如此，"为什么没有从这个方向再延伸到拼贴画心理疗法呢？"当时笔者再一次地产生了与之前同样的疑问。

65

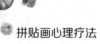
　　1992年日本第二届临床心理全国大会在横滨举行。一个偶然的清晨，笔者有幸与橘玲子女士一起共进早餐。聊天中，橘女士突然说道："其实我自己就很喜欢拼贴画，所以也尝试着让精神病患者们制作过。"虽然橘玲子女士没有正式报告过，笔者还是被这个事实震惊了。那之后，橘女士又把当时的相关照片寄了过来（橘玲子女士给我的信件的邮戳是1993年2月9日。在信中，橘玲子女士寄来的照片是昭和五十四年春天时的，准确来讲应该是1979年）。此后她也反复询问了一些在底纸（制作拼贴画时作为底板的纸，以下通称底纸）上画上圆框之类的问题。但即便如此，当时还并不具备正式报告说明拼贴画心理疗法的条件。的确，只以精神病患者们的作品为基础的理论是很难具有说服力的。所以笔者研究初期总是沮丧于没有碰到实践于健康群体的机会。

　　1996年，在高松举行的讲演会上，笔者偶然和松原秀树（当时在广岛的伊丽莎白音乐大学Elisabeth University of Music，EUM）遇到时，听说了他的拼贴画经验。之后，由于想在《现代的精髓》（Esprit）围绕拼贴画心理疗法的版块上介绍松原的个案，就写信给他询问了具体内容并得到了回信（1999年6月8日）。松原在九州大学心疗内科的时候，查询了当时的诊疗簿，发现从1974年开始的3年间，在三项试点研究（Pilot Study）以及四项需要转变治疗方式的案例中分别导入了以拼贴画心理疗法作为焦点（Focusing）的研究。可惜，在那之后便没有继续研究下去了。据松原所说："因为没有弄清治疗机制和见效结构，所以单从这些研究也无法判断新刺激的复健（Refresh）效果，结果就没能继续下去。"

　　从这些事情可以发现，橘和松原二人不仅对研究相当积极，而且也具有一定的心理临床实践能力，只可惜都止步在了证实效果和将其理论化的阶段。这些个案里虽然都运用了拼贴画，但不是这样就算圆满成功的。在既没有先行研究又没有任何人报告过的前提下，最先提出理论往往是极其困难且艰辛的。

第三节　日本拼贴画心理疗法的初期文献

笔者查阅了一些正式记录的资料，到目前为止能够确认的文献如下所示：

西丸四方.精神医学.南山堂，1949.

Jarchov，I. Bildnerien und Texte aus psychiatrischen Anstalten（ca1890—1920）.艺术疗法学会志，1949，11：79-88.

山中康裕.分析心理学（荣格派），来自精神疗法的自我实现.MOOK15.吉松和哉（编）："精神疗法的实际".金原出版，1986：23-33.

森谷宽之.围绕心理疗法对拼贴画（剪贴游戏）的利用（抄录）.精神神经学杂志，1988，90（5）：450.

山中康裕.绘画疗法和表达心理学.临床绘画研究，1989，4：63-95.

森谷宽之.儿童心理门诊——拼贴画技法的再发现.爱知医科大学小儿科教室的发展（1986—1988），1989，3：98-99.

森谷宽之.抑郁神经症的拼贴画心理疗法.爱知医科大学基础科学科纪要，1989，16：1-14.

森谷宽之，堀口久美子，藤本孟男.青春期（15岁以下）神经性食欲不振症（Anorexia Nervosa）的拼贴画心理疗法.爱知医科大学基础科学科纪要，1990，17：1-23.

森谷宽之.围绕心理疗法对拼贴画（剪贴游戏）的利用——沙盘游戏·箱庭·拼贴画——艺术疗法志，1990，21（1）：27-37.

杉浦京子，入江茂.拼贴画心理疗法的尝试.艺术疗法，1990，21（1）：38-45.

杉浦京子.围绕学生咨询尝试拼贴画心理疗法.学生咨询中心报告书，1990：33-41.

拼贴画会让人在意想不到的地方有所发现。虽然拼贴画在大街上随处可见，但是如果不深入思考的话，大家也可能看过就算了。

在初期文献资料时，需要大书特书的就是山中（1986）的论文了。这篇论文起先很难找到，笔者也是寻觅了好久之后才终于得到的（1995年2月21日）。而笔者进行先行及初期资料的检索时，最初入手的也是山中（1989）的论文。因为碰巧在同一期的期刊上刊登着笔者的九分割统合绘画法的论文（《九分割统合绘画法和家庭画》），在翻阅时无意看到的。从出版年月（1989年7月31日）来判断的话，应该刚好是在1989年11月第21届艺术疗法学会之前看到的。论文的题目其实并没有涉及任何关于拼贴画的文字，重点也只在于介绍荣格派的理论。山中在1986年和1989年的论文中讲的都是同一个个案。但是1986的文章对拼贴画只进行了文字描述。因此估计读者们也很难清楚地了解到拼贴画到底是什么。而山中在1989年的论文里则刊登了拼贴画作品的照片。所述案例中的来访者最初体验的是绘画疗法，也制作过一次箱庭，之后才进行了拼贴画心理疗法。值得一说的是，案例中其实反而是来访者先发觉了拼贴画的作用。

其中比较有意思的是山中对箱庭疗法的记述。在1986年的论文中，箱庭（疗法）这个词只被使用在了3处地方。作为参考文献也仅列举了卡尔夫《沙盘游戏》的翻译版。虽然指出了箱庭疗法和风景构成法相关的部分，但是却没有具体说明和拼贴画的关系。而在1989年的论文中更加没有提及箱庭一词。可以猜想山中在这个时候应该还没有意识到拼贴画是可以匹敌箱庭的方法。

山中的两篇论文（同一案例），都描写了非常精彩的案例，但那也只是集中于对"荣格理论"和"绘画疗法"的一般介绍，必须认清这算不上是拼贴画心理疗法的提案。此后也没听说过有谁从山中的论文中联想到拼贴画心理疗法。

第四节　海外的初期文献

以上介绍了在日本的初期资料，接下来将列举一些海外的初期文献。以下的内容其实和笔者在《拼贴画心理疗法入门》（1993）一书中所写的基本相同。之后也并没有发现什么格外重要的文献。

　　　现在手头上有的文献里，最早出现"拼贴画（collage）"这一词汇的是来自 1970 年美国伊利诺斯州（Illinois）芝加哥的利普金（Stanley Lip-kin）的论文。他在给《心理疗法——理论，研究，实践》杂志投稿的一篇《想象中的拼贴画（collage）及其心理疗法的利用》文中这样说到，人们总是被语言、色彩、想法、象征、感情等束缚，或是将它们收集起来，除却那些多余的部分，将其组织再组织。这其实就是在大脑中进行拼贴组合。他突发奇想地想要把这种方式应用在临床上。患者们可以把想要收集组织的事物在一个想象中的范围内随心所欲地进行拼贴组合，然后与咨询师一起一边观览这个架空的区域，一边进行对话交流。利普金陈述道，想象中的拼贴比实际绘画更不容易受到外界刺激的限制，而且，由于是患者遵循自己的内心而产生的作品，因此更加的方便、纯粹。

这篇论文在趣旨上和我们所讲的拼贴画心理疗法是一样的，但在真正的技法上却又有所不同。我们所说的以杂志剪切为主题的拼贴画心理疗法论文最早刊登在 1972 年《美国作业疗法》（*American Journal of Occupational Therapy*）杂志中，是巴克和普罗温彻（Buck, Provancher）二人以《作为评定技法的杂志图片拼贴法》（*Magazine Picture Collage*）" 为题的论文。巴克在密歇根州底特律的拉斐特诊所担任康复科的主任医师，而普罗温彻则是成人作业疗法的督导。在这篇论文的末尾，记载着对杂志图片拼贴法的创始者同时也是西奈医院（Mount Sinai Hospital）的作业疗法士简·米歇尔（Jane Mitchell）的致谢。虽然有关米歇尔的内容笔者只了解到片鳞只甲，之后也没有找到任何她写的论文。但从这里能够推测，这位米歇尔很有可能是第一位在临床中运用拼贴画的人。因此可以猜想拼贴画技巧的临床实践应用始于美国底特律的作业疗法士，之后才在艺术治疗师之间展开。

1968 年 2 月起，巴克和普罗温彻在精神病医院中以 18 至 70 岁的 500 位新住院患者为对象，将拼贴画作为作业疗法项目之一进行了测验（卡尔夫出版《沙盘游戏》是在 1966 年）。之后撰写成《从精神分析的框架中评价决定患者人格动力学构造的症状》这一论文。

该测验具体步骤如下。先请患者剪切预先准备好的各种杂志（*Life*、*Look*、*Ladies Home Journal*、*Playboy*、*Outdoor Life*、*Mechanics Illustrated* 等

等），然后让他们在12英尺×18英尺（约30cm×40cm，相当于A3大小）的彩色纸上进行粘贴。之后再指示，"请在纸的背面写上，为什么选择这些图片？这些图片对你来说有什么意义？"制作时间是30分钟左右。

结果显示，狂躁症或行为偏激的患者们一般使用5到10张剪切图片，而抑郁症或精神分裂症患者则只使用一张图片。而且这些图片往往能够揭露患者内心无意识的纠葛或想法。拼贴画因此被认定是比较有效的评定技法。

在巴克和普罗温彻的论文发表之后的第二年，也就是1973年，密歇根州底特律大学的莫里亚蒂（James Moriarty）在《心理疗法》杂志上发表了《慢性精神分裂症的住院女患者们的团体拼贴画心理疗法》一文。他对8名20至56岁且带有自闭倾向的慢性精神分裂症女患者（平均住院5年）以团体的方式实施了拼贴画疗法。在方法上和巴克和普罗温彻的技法基本相同，使用了 Life、Look、Ebony、Good Housekeeping 等数种杂志。还在给出"你曾经发生过的最糟糕的事""医院""最美好的事""如何让自己自身可以看到""如何拥有喜好"等题目之后，请患者制作相应作品。结果表明，拼贴画制作也适用于团体治疗，并且在团体中制作对患者们的威胁也相对较少。

1977年，就任于加拿大多伦多西奈山医院（Mount Sinai Hospital）精神科的作业疗法士勒纳（Carole Lerner）和罗斯（Gael Ross）也同样在《美国作业疗法》上提出了对杂志图片拼贴法客观评分的尝试。以12位精神科住院患者和12位医护人员为实验对象，将他们的拼贴画作品进行了比较。交给被测者的都是5种相同的杂志（People、Playboy、Chatelaine、Saturday Evening Post、Better Homes and Gardens）。底纸则使用了8种（红、黄、橙、绿、蓝、紫、白、黑）12英尺×18英尺的彩色画纸。

结果发现，患者组的基本特征是"剪贴数量少，没有整体的平衡性，欠缺中心主题，人物少，动物多"。虽然没有显著差异但是也观察到患者组被色彩所限制，选择静态的人物图比较多。而对照组则倾向于整齐地剪切素材轮廓，作品整体也很干净明了。另外，撕裂图片、胶水粘多、乱七八糟的剪切等现象也是患者组出现较多而对照组里基本没有。至于制作时间，对照组里使用时间不到30分钟的只有一人，而患者组中超过1个小时的制作者也只有一人。

1977年，在加利福尼亚州立大学的拉特克里夫（Elizabeth R. Ratcliffe）在《艺术·心理疗法》上报告了自己的硕士论文《古典美术作品的拼贴画——发现自我的艺术疗法技法》。从那时开始，不仅仅是在作业疗法的领域中，拼贴画作为艺术疗法的技法也逐渐开始受到了关注。

拉特克里夫在地板上摆开2000张古典美术作品的复制明信片，然后作如下指示。

1.“请选20张不管消极还是积极，只要引起你反应的卡片。能够在感情上强烈吸引你，或者让你感觉到排斥的卡片等都可以。”

2.“请将它们分成3或4组，在地板上平摊开来。”

3.“想想自己为什么会被这些卡片吸引，你心中是否有什么和这些卡片同化了呢？就好像这些卡片等同于自己那样，请将它们进行排摆。觉得有关的卡片就那样放着即可。”

4.“相互用语言来说明一下你的自我拼贴。请尽量敞开内心诚实地说明。”

在这个技法中，因为不对这些古典作品进行剪切粘贴，所以可以反复多次使用。而且在团体实验的前后进行了心理评估，论文对技法所具有的影响进行了分析，发现它可以有效地发现自我。此外，该论文还引用了弗洛伊德、荣格甚至荣格派分析家佩里（John Perry）的论文，但并没有提及箱庭。

哈佛大学哲学博士奥尔森（Eric Wicks Olson，1977）以《精神的拼贴画——成人的心理构造》为题，从理论的观点出发，分别比较了主题统觉测试（TAT），罗夏墨迹测试和拼贴画心理疗法。在这里也没有提到箱庭。

在加拿大多伦多的西奈山医院精神科，身为作业疗法士的勒纳（1979）探讨研究了拼贴画评估的妥善性。让来自6个专业领域（精神分析家、精神科医生、实习医师、心理学家、社工、护士）的12位精神科医护人员和12位精神科住院患者制作拼贴画作品。结果，虽然患者组的作品和对照组的作品差异并不是很大，但是却能够准确地推测出他们的心理状态。因此，虽然拼贴画适合评估心理变化，但是如果想要和人格因素结合起来的话，则还需要更多严谨的研究。

身为艺术治疗师的葛林斯本（Debra B. Greenspoon，1982）则在《美国艺术疗法》中报告了《案例研究：重度障碍青年的自我表达发展》。她对被诊断为幼儿精神分裂症的15岁的苏珊娜尝试了艺术疗法。患者最先画了婴儿的图画，但是4个月后，苏珊娜显示出对"拼贴箱（Collage Box）"中剪切素材的兴趣。然后选择了婴儿的图片开始制作拼贴画。结果证明，苏珊娜通过制作拼贴画克服了自己缺乏表达力的弱点。

这里的"拼贴箱"是指治疗师预先将素材剪切收集好的箱子。由于缺乏文献考察，虽然不能够断言，但是拼贴画一般主要有杂志图片拼贴画（Magazine Picture Collage）法和拼贴箱（Collage Box）法两种方式。而且依照现有的文献来判断，最早开始的应该是杂志图片拼贴画法。至于是何时开始使用拼贴箱法的至今还未查明。但据笔者所知，拼贴箱一词最初是出现在这篇论文中的[1]。

斯特吉斯（Jennifer Sturgess，1983）是澳大利亚昆士兰大学（The University of Queensland）医学部精神科作业疗法学科的讲师。那时拼贴画也开始在美国以外的地方发展起来了。她将拼贴画作为作业疗法的临床实习训练使用在团体中。据她所述，拼贴画也可以用于学生们的训练课题。

卡特（Barbara A. Carter）等（1983）是马萨诸塞州波士顿大学主修作业疗法的学生，他们利用迈尔斯布里格斯类型指标（又译作MBTI职业性格测试），将被测者根据荣格的心理类型理论分成直觉型和感觉型两组。然后给出两种稍微不同的指示——一组是创作性，另一组则是模仿性，让他们在25分钟内制作拼贴画，并追踪调查其变化。

波士顿大学作业疗法专业硕士研究生安德斯坦（Laurie A. Adelstein）和西密歇根大学作业疗法专业助教尼尔森（David L. Nelson，1985）对拼贴画材料的共享是否影响表达的差异进行了研究。结果显示，无论材料是否

---

①杂志图片拼贴画（Magazine Picture Collage）法和拼贴箱（Collage Box）法的两种模式最初是在《拼贴画心理疗法入门》一书中被定义并提及的。这些都是笔者借用术语并概念化的词汇，因此美国不可能有这样的概念区分。

共享都没有产生差异。从而解释道，在普通大学生群体中，就算在团体中共享材料，也可能对表达没有任何影响。

　　艺术治疗师雷丽（Shirley Riley，1987）在《美国艺术疗法》中，阐述绘画等艺术疗法对患者个人心理疗法的重要贡献时也提及了拼贴画。在这篇论文中，对患有精神分裂型人格障碍的18岁重度抑郁症患者实施了拼贴画。虽然论文中讲到拼贴画对这一个案还是起到了作用，但是并没有再具体解释拼贴画本身。此处便可知当时拼贴画心理疗法在艺术疗法中还没有达到显著的位置。

　　而在洛约拉马利蒙特（Loyola Marymount）大学的艺术治疗师兰德卡登（Landgarten，1987a，b）教授则积极地把拼贴画作为家庭艺术疗法之一来运用（佐藤，1988）。

　　之后兰德卡登在1993年出版了《杂志·照片·拼贴画》（*Magazine photo collage*）一书，下一节将具体介绍这本书。

第五节　《杂志·照片·拼贴画》（*Magazine Photo Collage*）

　　Landgarten，Helen B.（1993）*Magazine photo collage：a multicultural assessment and treatment technique.* Brunner/Mazel，Inc（海伦·B.兰德卡登，著，1993. 近喰Fujiko、森谷宽之、杉浦京子、入江茂、服部令子，译《杂志·照片·拼贴画》. 诚信书房，2003.）

　　1994年，在《拼贴画心理疗法入门》出版后不久，笔者在丸善出版社的西洋书目录中发现并马上订购了这本书。虽然当时想要立刻着手翻译，可惜却没有出版社愿意接受，因此花了快10年的时间才翻译出版了这本书。想当初就连为《拼贴画心理疗法入门》一书找出版社也是煞费苦心。

　　这本书里的方法即所谓的拼贴箱法。治疗师预先将裁剪好的素材放入箱子中。一般情况下，会有"人物"箱子和放置其他素材的"杂项"箱子两种。有以下四个心理评估课题。

　　课题1：便于导入

　　①从"杂项"箱里挑选喜欢的图片贴在底纸上。

②在底纸上写上或叙述由图片产生的联想。

课题2：观察人际关系

①选择5到6张人物的照片贴在第2张底纸上。

②将人物会想些什么、说些什么等内容写在底纸上或阐述出来。

课题3：观察善恶

①从人物箱和"杂项"箱中选出4到6张表现好或坏的事物粘贴在底纸上。

②写下或说说图片所代表的意义。

课题4：观察将来的变化

①从人物箱里选取1张图片粘贴在底纸上。

②说说这个人发生了什么，事情有改变吗？能不能找出表示其变化的图片，是什么使之改变的?

第六节　解题——MPC法和拼贴画心理疗法

这本书日文版的结尾处，笔者写了"解题"的部分。笔者想把这部分再次登载在这里[1]。

1993年，兰德卡登（Landgarten）的《杂志·照片·拼贴画》（简称，MPC）出版了。正好和日本最初介绍拼贴画心理疗法的《拼贴画心理疗法入门》一书在同一年出版。日本和美国几乎同时出版了有关拼贴画的书到底只是单纯的巧合，还是同时性（Synchronicity）的原因就不得而知了。

至今可能也提到很多次了，笔者是在1987年5月的一个偶然的机会下从箱庭疗法中得到启发想出拼贴画的。洞察到箱庭中的"（不是自己亲自制作或绘画的）现成品（ready-made）的组合"具有很重要的意义。于是，联想到了"平面的现成品"，也就是拼贴画。之后直到1993年为止已经拥有了6年的拼贴画经验。但是，兰德卡登（Landgarten）在"序论"处说到自己其实从25年前就对拼贴画感兴趣了。由此可以察觉到，在日本，

①修正了部分至今为止关于拼贴画心理疗法起源的错误的事实。

拼贴画心理疗法的起源和普及是多么地迅速。笔者认为这也有可能是在这之前就盛行并普及了箱庭疗法的缘故。

推测MPC法的萌芽，应该开始于1960年代末。这个时期，刚好就是我在追溯拼贴画心理疗法起源，发现巴克和普罗温彻（Buck，Provancher，1972）的研究的时候。巴克等人是从1968年开始研究的。而笔者之前就对拼贴画是怎样进入心理疗法领域而发展至今的事感兴趣了。只是比较遗憾的是，拼贴画的起源及来历目前为止都还没从正式的论文或出版物中看到过。因此对本书抱有这方面期待的读者们可能也要失望了。不过今后则有可能会有人以此为课题进行研究。

兰德卡登的《杂志·照片·拼贴画》的原书是笔者1994年在西洋书目录中发现并入手的。当时由于急着马上着手翻译，就和之前一样，与其他译者商量好各自负责的部分后联系了出版社，结果却不尽如人意。不过，那个时候《拼贴画心理疗法入门》也才刚出版不久，因此虽然遗憾但这也是无可奈何的事。（《拼贴画心理疗法入门》的出版当初也是历经了一番千辛万苦）结果10年来就一直没有机会翻译这本书。但恰恰是在这段期间，拼贴画心理疗法却急速发展了起来。正当笔者快要忘记这件事的时候，近喰Fujiko女士联系笔者说想要再试一下，于是万幸这本书的翻译终于可以见闻于世了。

不知道阅读了这本书的读者们是什么感想。对拼贴画心理疗法一无所知的读者也许会庆幸得知了一种全新的技法。而那些将日本式拼贴画心理疗法实践至今的心理临床家们，则很有可能因为书中那些不同的方法或作品氛围而感到不知所措吧。也许很多人会质疑，这到底是不是我们所知道的同一种拼贴画心理疗法呢。10年前当笔者第一次读这本书时，也产生过同样的疑惑。里面既没有记载着任何笔者想知道的关于拼贴画起源的内容，从照片来看也发现这和日本的拼贴画作品完全不同，当初因为翻译计划被搁置，所以也就粗粗翻阅过而已。而如今再回来重读译文，则又是另外一番全新的感受。

序文中的彭斯（Burns，R. C.）博士，在日本被誉为动态家庭画（KFD）和圆框家庭绘画法（FCCD）的创始人，可以说是非常有名的人物。1991年9月1日，日本绘画测试·绘画疗法学会成立时，他曾被邀请到日本来做"圆框家庭绘画法"的讲座。让笔者非常惊讶的是，彭斯在1990年发明的"圆框家族绘画法"和笔者在1983年创立的九分割统合绘画法在构思上十分的相似。据他评价，MPC顶多算是"更新后且落后于时代的主题统觉测试（TAT）"。它的模板就是TAT（这本书中没有一处用到过"拼贴画心理疗法"一词）。

不过，日本是以箱庭疗法为基础而产生拼贴画心理疗法的。也就是说，即便同样注意到了拼贴画，一个以主题统觉测试为背景，另一个以箱庭疗法为背景的话，它们之后的发展道路就完全不同了。主题统觉测试是投射心理测试，较多应用于心理评估。而箱庭疗法则是需要心理咨询师尽可能地尊重来访者"自然地流露内心的事物"（河合隼雄），然后坚持诚实的态度认真评价来访者们的表达。是确定目标后把评估的作用放在首位，还是自由地让来访者创作，就是MPC和拼贴画心理疗法最不一样的地方。

如今盛行于日本的拼贴画心理疗法，可以说是几乎没怎么受到美国等别的国家的影响。无论好坏，在日本也算是发展了16年了。这本《杂志·照片·拼贴画》的翻译出版也算是一个时代性的划分。接下来，笔者想在和日本至今的做法的比较中，尽可能如实地告诉大家其中共同的问题意识和不同点。

一、共同的问题意识

"杂志·照片·拼贴画"（Magazine Photo Collage）疗法是"可以加快治疗过程并且有效便利的方法"，一般来说应用于拥有文化差异的少数民族之间。由于目前在日本并没有非常重视文化差异的问题，因此也许会有不少读者觉得这点和日本没有什么关系。但是，男女之间的性别文化差异在日本还是存在着的，此外，小孩、成年人、老年人等的年龄文化差异也是客观存在的。除了拼贴画可以完全克服这种文化差异之外，能够应用于这些对象的技法可以说至今还没有过。

此处值得注意的是，第一，在自己内心必须清楚地明白借助MPC的理由；第二，同时，笔者也非常赞同文中所说的，来访者们很有可能通过MPC暴露自己的无意识素材的这种危险性。

二、"杂志·图片·拼贴画"疗法和拼贴箱法的区分

在日本，拼贴画的制作法基本有两种。一种是来访者自己从杂志上剪切素材进行拼贴，另一种就是心理咨询师为了来访者事先准备剪好的素材放入箱子中，来访者只需要从箱子里选取素材进行拼贴即可。前者叫杂志图片拼贴画法，后者被称为拼贴箱法。这两个术语，是笔者过去在一些英文文献中找到并在《拼贴画心理疗法入门》（1993）一书中命名的。拼贴箱一词在历史上出现得相对晚一些（Greenspoon，1982）。

但是，这里就出现了一个问题。如果遵循日本至今的说明方式，兰德卡登（Landgarten）的"杂志·照片·拼贴画"（Magazine Photo Collage）疗法，其实并不是"杂志图片拼贴画（Magazine Picture Collage）法"，在做法上是采用了"拼贴箱（Collage Box）法"的方式，语言上就变得复杂绕口起来了。今后可能还是需要考虑，如何使用更加恰当明了的用词。

三、步骤上的不同点

1.底纸的尺寸

书中说到40cm×50cm的大小是最适合的。而在日本的临床上一般使用得比较多的是B3（36.5cm×51.5cm），或它的一半的B4，或A3（30cm×42cm）大小的纸。这本书中说到的底纸大小虽然接近于B3，但还是要比它大一些。日本由于会谈时间有所规定，因此最常使用的还是B4纸。

2.区分人物和其他的剪切素材——素材的分类法

在日本，其实没有想过要把人物和其他内容素材分开。基本都是一个箱子里塞进所有素材，或者根据具体情况各自准备分类好的箱子。笔者也有过整理分类的经验。不过，兰德卡登的分类方法却可以作为实践的参考。此外，书中对人物意象极其细致的指示，至今为止在日本也还没有过，这方面也可以借鉴。日本在这一点上一般都是任凭来访者们自由发挥的。事实上，我也很赞成兰德卡登所说的"关键在于来访者自身的想象力"这句话。每个人收集的事物一定带有本人的色彩，而"别人对拼贴箱里的内容进行确认"这一想法也很值得参考。在日本的话，这个"别人"就相当于"来访者"。而试问是否贴合来访者的心情，则是来自于心理咨询师个人的修正。

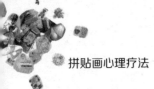

3.胶水的使用

在日本一般都不怎么使用液体胶水。我曾经让孩子使用过液体胶，结果粘得黏黏糊糊，当然也可以把这作为一种表达方式来进行研究。

4.加注文字

虽然至今为止还没有过在完成的作品上加注文字的方法，不过今后可以将此作为参考。（笔者在九分割统合绘画法之类的绘画法中倒是经常让来访者们写上文字。）

四、拼贴画作品的印象

在这本书中刊登的拼贴画作品和日本的相比确实很不同。在日本实施拼贴画心理疗法的时候，一般的指示都是"请拼贴贴近你心灵的事物（在意或喜欢的）"，也就是兰德卡登四个心理评估课题里的课题1。虽然只根据这个课题1的作品就可以直接和日本的作品进行比较，但即使这样还是有所不同。整体来看就会发现MPC作品使用的切片数量相对较少。

引人注目的是，MPC用到风景或自然、植物等的素材也很少。对于这点，有可能是美国和日本的文化风土的差异引起的，也有可能是来自于主题统觉测试和箱庭疗法的不同而产生的。众所周知，主题统觉测试的图片都是以登场人物为中心，通过人物来展开故事的。但是，箱庭疗法一般都是以风景为主，人物最多也就是构成自然风景的其中一个要素。正是由于有这样的背景，在日本，咨询师会必须事先准备好一些有关自然、动植物的照片。举个例子来讲，在日本即便全是用风景的素材做出一个作品的情况也并不少见。

而在《杂志·照片·拼贴画》里被分类的素材中，则没有加入花和树木，"自然景色"也只是列举在最后而已。

日本的拼贴画心理疗法对于"家庭"比较重视。不过，就像箱庭疗法那样，拼贴画心理疗法也习惯于运用或象征性地解释荣格心理学的知识。因此，想到可以用山海或动植物来代表父母的意象，也就不再执着于一定要用"父亲""母亲"等人物的照片。

五、根据命题制作拼贴画

MPC法的其中一个特点就是根据给出的命题制作拼贴画。而笔者则并没有将这个放在研究重点中。换言之，至今日本的做法就是让来访者自由且自然地收集那些贴近他们心灵的意象。这样的方式可以自发地引出并接受来访者们各自的命题。这其实就是箱庭疗法的做法。

但是，笔者在使用绘画法时却比较习惯在给出命题后让来访者制作。在我发明的九分割统合绘画法中就尤其适用。比如说，给出"我的一生""我喜欢的事物""讨厌的事物""我的家庭""被霸凌过的事""将来的希望"等课题之后再制作，其实对治疗有一定的促进作用。但是在拼贴画心理疗法中却没有这样做（在笔者指导的毕业论文中，有过给出"恋爱意象"（中野，1997）的命题让来访者制作的经验）。

在此书中，兰德卡登就能够临机应变地根据当场情况迅速给出命题，然后展开治疗。例如，有一位28岁的女性，父母是大屠杀（Holocaust）中的幸存者，在对她的治疗中第一次是让其自由创作，第二次就以"家庭"为命题，第三次的题目就是"感到罪恶的人"，第四、五次则又回到了自由创作。

在这本书中还发现了其他像是"自己的出身是什么""你作为孩子时从周围的人中得到的信息""回顾你肯定的人生"等在心理临床实践上很值得借鉴的命题。对于这些希望大家能够更加积极地去学习借鉴。

六、个案报告

兰德卡登的《杂志·照片·拼贴画》（MPC）一书中介绍了很多具体个案。年龄从7岁到83岁，内容有神经症、边缘性障碍、精神分裂症等等各种各样的案例。笔者发现兰德卡登和我们一样具有丰富的经验，而且确凿证实了拼贴画的适用范围极其广泛。比较有说服力的是，书中避开了牵强的理论化内容，大多都是根据实践经验而来的研究。

在治疗过程中也有让来访者们自由地制作拼贴画的个案。

其中精神分裂症患者的作品中，图的周围画满了胶囊（capsule），这一点，在日本可能会联想到中井久夫教授的"画上边框"这个理论。

其中还有两名远渡到美国的日本人的个案。他们为了适应国外生活而努力克服困难的姿态实在令人感慨。当看到那些带有日本色彩的作品时，不禁想要赞叹，这真不愧是用于克服文化差异的技法。

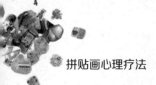

不管怎么说，对日本拼贴画心理疗法的发展，这本书应该可以起到良性的刺激作用。同时能够在其中发现一些日本心理咨询与治疗界15年来的努力对国外拼贴画的影响［引自《杂志·照片·拼贴画》（诚信书房，2003）］。

追记：如今，在整理总结这本书时，想要附录一些新的感受。

虽然当时看到MPC的作品时也感到一些违和感，但是并没有把这些感受表达成语言。

在日本的拼贴画心理疗法中，并未有限制来访者使用素材的数量。但是在MPC给出的四个课题中，将剪切材料规定到4到6张。因此很有可能缺少对整体意象的统合能力。笔者在最初看到这样的作品时就误以为是精神分裂症患者的作品。因为这只是把素材粘贴到底纸上而已，并没有看到来访者想要构成统合素材的意愿。虽然保留"选了这4张"的实际证据，但是却没有任何有关组合的想法在里面。笔者认为组合能力的欠缺，正是精神分裂症的一个重要的特点。

在我实施的拼贴画心理疗法中，一般都没有对来访者限制素材的种类和数量。因此研究中经常会涉及制作者的组合能力，比如说，各种剪切素材都贴在底纸的什么位置等。可以说日本做法就是把那四个课题都一次性地在底纸上进行了。以此再看MPC的作品，就好像在看没有统合能力的精神分裂症患者的作品一样。

第七节　拼贴画心理疗法研究的发展

参照表3-1的年表就可以知道，1991年以后以艺术疗法学会为中心开始出现了有关拼贴画心理疗法的论文。在那之后，像是学士论文或硕士论文等各种形式的相关文章逐年剧增。

初期基本以案例研究为中心。像是针对焦虑症患者之类，个案也是扩展到各个领域。不仅仅在医院，而且受到1995年开始的学校心理咨询师制度的影响，也开始运用在了学校等教育现场。产业领域也略有涉及。而在

1994年左右，作为矫正方法开始用在少年犯管教所或监狱。

1991年起几乎每年的日本心理临床学会会议上都会举行拼贴画心理疗法自主研讨会。并且，各个学会也开始加入拼贴画心理疗法的工作坊。

1992年开始在各地举行研讨会。

就这样随着人们对拼贴画心理疗法兴趣的高涨，"入门书"就开始变成社会需求了。因此，以笔者为中心的研究人员编写了《拼贴画心理疗法入门》一书。这本书最后出版于1993年8月，同时也出现了一些拼贴画心理疗法的相关书籍。而以拼贴画心理疗法为专业获得博士学位的人，据我所知至今已有5人。今后应该还会增加。（佐藤，2001；青木，2005；佐野，2006；今村，2006；西村，2010）

在这里想要介绍一些主要的研究报告，作为参考再加入少许文评。（宫本、中山，2003；入江，2004；佐野，2006；2007；山本，2008）

拼贴画作品的统计调查虽然确实始于杉浦（1994），但是由于统计人数过少，资料的公正性就有待商榷了。为了修正统计，鸣门教育大学的研究生在硕士论文中，以从小学生到高中生的人群为对象进行了统计调查（岩冈，1998；2010，2010；泽田，1997；泷口，1995；山根，1996；山根、森谷，1999；泷口、山根、岩冈，1999）。最近，西村（2010）在收集从婴幼儿到成人的数据。这样的调查，可能对箱庭来说是有点困难，但是拼贴画就相对容易了。如果继续这样的研究，今后的数据可能会越来越确凿有力。

而最初以不登校[①]孩子为调查对象研究拼贴画心理疗法的正是森谷（1990）（参考本书第七章第一节）。那之后也陆续有相关研究报告（浅野等，1996；片山等，1997；近喰等，1993；宫武，1996；森谷等，1993；森谷，1995；佐藤仁美，1994，2001；山下，1991，1992，2004；曾我部，1999；山本、北川，2007）。与之同时发展的就是，对患有各种神经症的来访者也开始试用拼贴画心理疗法了。服部（1991，1992，1997，1999），服部、杉浦（1992）在社交恐惧上，森谷（1995），服部

---

①注：详见本书文末：译者注，关于"不登校"的日本文化概念。

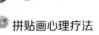

（2003），石原（2010），牧田、田中（2001）在霸凌、虐待的个案上有所研究，服部（1991，1993）和日下部等（2002）报告了有关强迫症的案例。森谷（1989）的抑郁症（参考本书第七章第二节）个案研究也是笔者最初报告的。这之后服部（1991，1992，1994，2003），日下部等（1999），冈田、河野（1997）们也对这方面进行了研究。

不仅是对神经症，在精神分裂症的应用上，笔者在长期住院的慢性精神分裂症患者的个人访谈或团体辅导中实施了拼贴画，在《拼贴画心理疗法入门》（1993）一书中（154—155页）基本归纳如下：

1.今后如果积累更多的病例，则很有可能发现不同症患各自分别的倾向。

2.虽然在统计上没有探讨精神病患者的显著差异，但至少在使用素材的数量上比普通人要少这一点是明确的。

3.焦虑症患者的作品相对欠缺统合性。零乱的作品到底想表达什么很多时候连他们自己也不知道。

4.精神病患者重叠粘贴比较少，焦虑症患者重复粘贴3张或4张都不稀奇。

5.精神病患者的统合能力相对较弱，只用一张图片紧紧地粘贴在底纸上这样的情况随处可见。

6.不进行粘贴，只是利用那些素材为内容展开话题也是可能的。可以应用拼贴画的切片，在易于公式化的面试咨询中加入变化（记载了一些和精神病患者之间的交流往来）。

虽然有进行过上述尝试，但是之后笔者也很少对它们进行总结报告。对于这方面，藤田（1997）报告过有关精神病患者的拼贴画心理疗法个案。冈田也报告过一系列的研究。（河野、冈田，1997；冈田，1999，2001，2002，2003，2004，2004）

冈田、河野（1997）认为，拼贴画可以不限年龄性别，在精神科的范围内几乎适用于所有病例。甚至可以应用在像是语言障碍的慢性精神分裂症患者或青春期、青年期的边缘性案例之中。这些笔者都很赞同。冈田（1999，1999）还提出了适用于精神病症者但不造成侵入的"大拼贴箱"法。

冈田（2002）在《探讨有关分裂症患者的拼贴画表达的分析——从作品构成来看"心理空间"》中，把精神分裂症患者们的作品从构成上进行了特征分类。将素材数和画面分割等作为构成要素，1张素材的画，2张素材的画，3张素材的画，4张素材的画，5张素材的画，6张素材的画，其他排列的画，9张素材的画。此外还有，从心理距离上的接近，深度或广度来看的构成，过度重复粘贴，前景化，无背景化（素色化），背景化、拉远焦距，空白化，填埋，划出，正反面粘贴，并置、平板化，格子状配置等等。还列举了值得注意的一些别的特征，比如，恣意化、文字化、抽象化、绘画化、奇美拉（Chimera）空间、纵横混杂、在画框里制作、对角线的设置、中心化，等等。

大泽、日下部、山下、加藤（1998）则报告了《通过团体休闲（Recreation）作品来比较两位分裂症患者的拼贴画和绘画》。

上别府（1999）报告了《再次探讨应用于临床场面的拼贴画的安全性——主要围绕精神分裂症患者的"粘贴过程"》的论文。

其他还有长谷川（2002，2003，2011），今村（2001，2001，2002，2004，2006），上别府、海老泽（1996），日下部（2004），大泽等（1998），浦川等（2000），山本、木岛等（2007）也研究了精神分裂症的案例。

在一些轻度犯罪（Misdemeanor）以及司法矫正领域，则有藤挂等（1994，1995），藤挂（1996，1998，1998，1999，2004，2005），市井（1996，1997，1998，1998，1999），小岛（1995），上野（1997）等人的报告。

西村喜文（2000）对重度身心障碍的个案有所报告。

而村上（1997），中村、山下（1995），中村等（2004），佐藤仁美（2003），芝（1997，1999），德永（1994），鸟丸（2007，2008），山根和子（2002）把拼贴画应用在教育领域。

绪方（2000，2003）投稿了在产业领域的文章。

拼贴画作品和人格（personality）关系的研究有，荒井（2004），畑中

（2006），藤井（2002），Ikemi 等（2007），石口、岛谷（2006），今村（2001，2010），河井（2002），菊池（2002），木下、伊藤（2001），岸井（2002，2002），近喰（2000），中岛、冈本（2006），中野（1997），西村则昭（1997），落合（2001），佐野、土田（1999，2000），佐野（2000，2001，2001，2002），佐藤静（1998，1999，2001），泽田（1995），土永、吉野（2002），土田、佐野（2001），筒井（2004），山上（2010，2010）。其中山上（2010，2010）则使用绘手测试（Hand Test）的解释假设，试着研究了拼贴画作品的心理测试作品。这些都是今后值得关注其发展的研究。

而入江（1991，1993，1999），入江、高江洲、大森（1992），森谷（1994），德田（1993）则涉及研究了拼贴画心理疗法和艺术的关系。

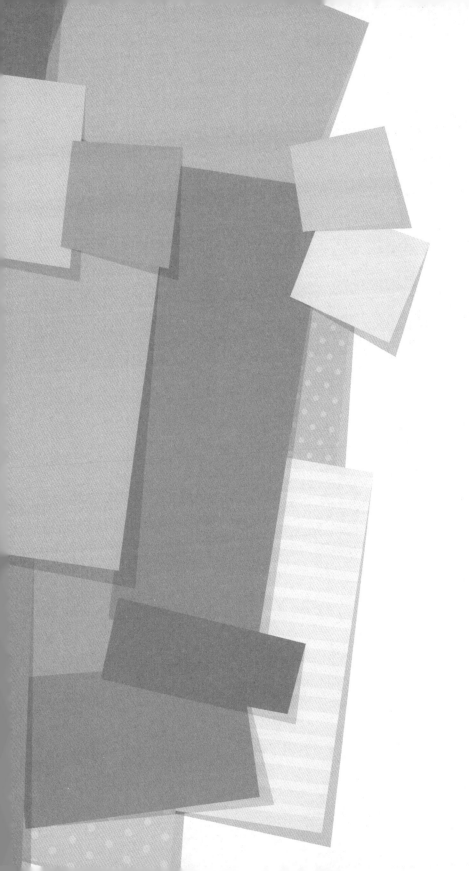

第二卷　拼贴画心理疗法的应用

第四章　拼贴画心理疗法的应用方法

第一章至第三章之所以对拼贴画心理疗法详细地进行说明，是希望大家能够明白，重新发现拼贴画的价值这一过程本身其实是很迂回曲折的。不过一旦明白其本质之后，展现在使用者眼前的即是一条笔直的康庄大道了。因为拼贴画心理疗法只需要"剪下和粘贴"如此简单明确的方法，这是任谁都不可能弄错的，且适用范围又极其广泛。但这一技术手段仍有一些值得注意的细节。本章将就关于拼贴画心理疗法的应用方法一一进行解说。

第一节　制作步骤

拼贴画的制作基本步骤并不是很难，具体步骤如下所示。开展这一活动的大前提是：预备好能够剪切的杂志或宣传册子。

1.从杂志上挑选"贴近心灵的意象或文字"

2.剪切成自己喜欢的形状

3.将剪好的素材集中起来

4.在底纸上拼构

5.用胶水粘贴

这里还有些备选项：

1.写上文字

2.画上自己喜欢的画

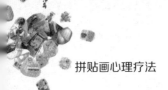

3.创作故事

……

诸如此类，还可以附加很多的内容。

贴近心灵的意象

制作中最重要的就是，收集"贴近心灵"的意象。发现最符合自己心意的素材是拼贴画制作过程中最为重要的一环。来访者需要尽可能坦率地打开自己的内心，收集可以贴近自己心灵的图片。这个过程中，心理咨询师所需要做的是，为来访者提供一个可以找出自己内在的环境，并对其进行援助。

这一环节中，心理咨询师和来访者之间如何去建立信赖关系，是十分重要的。这就如所有临床心理学的教材中所记述的那般，像罗杰斯的"共情与真诚"，以及箱庭疗法的卡尔夫所指的"受到了很好保护的自由的空间"那样的氛围。

如果，心理咨询师和来访者无法成功建立信赖关系的话，来访者就有可能会用一些不是真正贴合自己心意的素材故意进行拼贴。也就是说，来访者们并不会表达出自己真实的内心，制作的拼贴画也不是贴近自己心灵的作品。类似于这样的拼贴画作品则失去了心理治疗的意义，其成品就算是再精美、再具有美术价值，和心理治疗已没有任何关系了。

但是，另一方面，这样的拼贴画作品出于安全性考虑，容易产生自我防卫的倾向。也就是说，来访者不想表现自己的时候，会剪切一些敷衍了事的图片，用这种形式来保护自己。这当然也算是来访者的自由。值得注意的是，当出现这种作品的时候，心理咨询师必须首先判断，与来访者之间是否还未建立好足够的信赖关系，或者来访者是否还未做好充足的心理准备。

至于具体制作，拼贴画基本上是在底纸上进行拼构，然后用胶水粘贴好就结束了。在这之后，也可以写上文字，或用蜡笔等画上新的或别的图画。还可以进行类似TAT（主题统觉测试）的故事创作。这些都可以由来访者自由地选择。

第二节　制作前的准备

拼贴画制作前，需要准备的是底纸、胶水、剪刀，以及用于剪贴的杂志或宣传册子。

底纸的尺寸并没有明确的规定，从明信片到B3（36.4cm×51.5cm）大小的纸张都可以使用。

选择底纸尺寸的最重要原则是背景足够容纳来访者想要表达的内容。同时，应该考虑容易入手，又便于携带、整理、保存的底纸。

笔者在进行树木—人格测验时一般使用A4（21cm×30cm）大小的底纸。在进行九分割统合绘画法（森谷，1986，1987，1989c）的时候也是使用的A4纸。选择这个尺寸是基于一般工作时最为标准且便利。但是，在制作拼贴画的时候略有些小。所以，笔者从一开始就使用B4（25.7cm×36.4cm）纸来制作拼贴画。

选择B4的尺寸当然也是考虑到在咨询时间内的制作时间以及来访者心理动力等因素。在有限的咨询时间中，做一幅B4大小的拼贴画作品，应该是足够了。如果想表达的内容多，就连续制作两张，将两张作品合贴成B3尺寸的人也是有的。若是底纸尺寸过大的话，不仅会因此浪费时间，而且会无故消耗宝贵的素材。还有可能造成反复使用同样的内容的困境。

藤挂（2003）则是使用明信片大小的尺寸来制作拼贴画。藤挂认为，若是能够控制好底纸等制作道具，制约来访者的表达，则有助于来访者发现更深层次的内容。当然拼贴画的制作并不仅仅只专注于深层次的表达，来访者在一定的程度上持有自我意识并根据意图制作拼贴画也是十分重要的。如果底纸的尺寸过小，来访者就只能选择对本人来说最重要的素材。这点虽然也很重要，但是却因为无法拼构其他各种各样的素材碎片，使咨询师难以评价其组织能力，或是统合能力。而组织能力（统合能力）往往就是判断精神分裂症的一个极为重要的标准。

一、胶水与剪刀

胶水与剪刀的选择虽然没有明确的限制，但是笔者在一般情况下都会

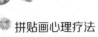

使用固体胶。如果使用液体胶水的话，小孩子可能会因为挤出太多而弄得画面黏糊糊的，当然这也可以作为一种重要的反应而被重视，但笔者并不是很推崇。

剪刀因为是尖锐器具，所以必须要十分地注意。在笔者的经验中，具有自残倾向的来访者对剪刀的反应十分敏感。在一些设施机构中剪刀是被禁止使用的。类似于这样的情况就需要心理咨询师预先准备剪好的素材了。

事先预备了剪好的素材，也就是说来访者不能主动地去使用剪刀。若即便如此还是很想亲自使用剪刀的话，那应该算是相当积极的来访者了。或者说与罗夏墨迹测验中的 W 卡片提示的一样，是具有批判倾向、固执于自己的做法的人。

用拼贴箱法收集剪好的素材时，为了给来访者多出裁剪的机会，心理咨询师可以"故意地"准备一些粗糙的、留有余白或空隙的素材碎片。是这样直接使用呢，还是根据自己需求二次剪切后使用呢，就是来访者的自由了。

二、制作时间

关于制作时间，在使用B3尺寸的底纸时，根据泽田（1997）的叙述，小学生平均需要33分钟，小学低年级的话可能只需要27分钟，小学中年级一般需要30分钟，高年级需要40分钟。岩冈（2010a，2010b）又总结出，高中生一般是83.6分钟。根据笔者的经验，大学生在制作拼贴画时可能需要花上1个多小时。随着年龄的增长，制作时间则越长，这是因为会想要做得更加的细致、精美。拼贴画的制作虽然一眼看去是非常简单的，但是事实上它会给不同年龄段的人带来不一样的课题。想做得简单就可以做得简单，想专心仔细地做也可以认真地做。总而言之，拼贴画是非常灵活又具有魅力的方法。

临床人群和一般人在制作时间上又是极为不同的。大部分有临床症状的人群耗时不到30分钟。精神病人则更短。究其原因，可能是他们缺乏对制作的热衷性。

但某些疾病人群，比如说缄默儿童，因为他们的每一个行动都相对迟缓，一个小时过去，才只贴了一张素材这样的事是时有发生的。因此，花上几周时间完成一个拼贴作品是极为正常的情况。再比如说具有强迫倾向的人，也会有一个一个地确认完所有素材之后才开始制作这样特别费时间的情况发生。

第三节　裁剪素材的准备方法

杂志图片拼贴画法和拼贴箱法

准备可供剪切的素材具体有两种方法（表4-1）。

表4-1　制作拼贴画素材的两个方法

(1)"杂志图片拼贴画"法	(2)"拼贴箱"法
·治疗师基本上是不进行干预的，来访者自行选择杂志或宣传册子，从中找到自己喜欢的意象进行剪切，同时也自己粘贴成拼贴画。 ·美术课或作业疗法，基本都是用这种方法。 ·但是，如果治疗师考虑到来访者的心理，并为其准备杂志的话，便和拼贴箱方式变得一样了。 ·比较适用于想要自己动手制作拼贴画的人。	·来自于作者的"能够便于携带的箱庭疗法"概念的方法。 ·治疗师首先需要推测对来访者的自我表达来讲十分必要的意象，然后裁剪这些意象并收集到箱子里。 ·来访者从箱子中选择进行粘贴的素材。 ·适合那些缺乏自行收集、选择、剪切素材的积极性的人，也适用于精力不足的人、幼儿、老人。 ·因为是在事先被挑选好的内容上再次选择，便于来访者整理心情。 ·治疗师既可以预先掌握素材内容，又能够去掉一些危险的意象。配合来访者调整内容。 ·可以缩短制作时间。 ·能够放入箱子里，便于携带。 ·这个方法，也可以说是运用治疗师的活力（想象力）来帮助来访者的一种方式。 ·这是除了治疗师之外的人不可能做到的方法，超现实主义者应该也未能想到。
[缺点] ·可能会因为来访者的想象力有限而受到限制。 ·容易变成自我防卫的作品，意象会变得公式化。 ·由于是来访者自己进行选择、剪切、粘贴等一系列动作，比较花费时间。	[缺点] ·因为治疗师的想象力而受到限制。 ·可能会使得来访者表达不出自己真正想要的东西。 ·对于治疗师来说，事先准备素材会比较费事。

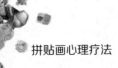

　　笔者创造了"杂志图片拼贴画法"和"拼贴箱法"这两个专业术语。是笔者在《拼贴画心理疗法入门》（1993）一书中，借用英文文献的词汇而命名的。"杂志图片拼贴画法"是借自巴克和普罗温彻（Raymond E. Buck & Mary Ann Provancher，1972）。"拼贴箱法"则是来自于葛林斯本（Debra B.Greenspoon，1982）的文献中。前者来自作业疗法领域，葛林斯本则是艺术心理咨询师。从文献来推测，最初"杂志图片拼贴画法"是作为作业疗法而登场的，"拼贴箱法"则是大约10年后作为艺术疗法而出现。也就是说，发现"拼贴箱法"的历程其实是相当艰难的。这个方法也被称为除了心理咨询师之外谁都不可能想到的方法。想象对方的心情，并准备与之相符合的素材估计也只有心理咨询师才能够做到吧。而且，这个方式对初学者尤其困难。那是因为，初学者在"这个来访者到底想要什么？""什么对于治疗来讲又是必需的呢？"之类的问题上可能还并不具备足够的经验。

　　就像上章所述的那样，开展作业治疗的时候，重点在于患者可以自己进行选择、剪贴等一系列作业。但是，心理治疗时的本质并不一定是"剪贴"等作业方式，虽然也有先分开后再组合这样的心理治疗的意义在里面，不如说，潜入来访者的内在为其赋予具体的意象是最为重要的。

　　笔者将拼贴画心理疗法认作为了适用于心理疗法的一种手段。且笔者重视"便于携带"。当相对严重的个案或年幼孩童作为治疗对象时，主要还是从"拼贴箱法"的观点出发。然而对于高度健康的人群来讲，即便不依靠拼贴画心理疗法的话也有其他很多方法可以尝试。比如说，健康的人会自发性地想要从杂志中剪切素材等。

　　这里值得注意的是，在国外其实并没有这样的专业术语。目前在日本只是笔者暂定名称，从而术语化的。两种方法十分的简单且并没有明确的区别。但是，具体情况具体分析，根据对象、场合的不同，分开使用时还是略微有些差别的。通常是同时使用两种方法，相对来讲这样比较方便合适。

　　但是，这样的术语，在拼贴画心理疗法普及的过程中也有可能造成误解，对于这一方面还是希望大家可以持有慎重严谨的学术态度。就东京范围的学界认为，森谷也不过是想到过"拼贴箱法"而已，这样将笔者的构思矮小化。而笔者的"重要的是现成零部件的组合"这个根本概念，则是实际上包含了这两种方法的构思。笔者在创想出"拼贴画心理疗法"时，也并不是只单纯地提出了"拼贴箱法"而已。顺便一提，兰德卡登的《杂志·照片·拼贴画》并不是"杂志图片拼贴画法"，这个在第三章第六节曾提到过。

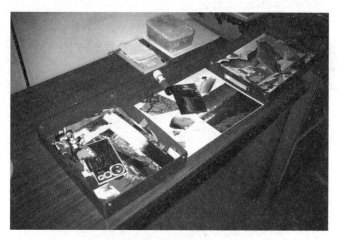

图 4-1　笔者早期制作的拼贴画作品

左边的箱子中放着用于剪切的材料。右边的箱子里的切片虽然是挑选出来的，但是并没有使用。

为了促进来访者的自我表达，心理咨询师通过收集杂志或宣传册子，以准备对于来访者最为合适的具体意象时，其意义与拼贴箱法基本相同。

1993年12月，日本心理临床学会大会在琉球大学召开，同时拼贴画心理疗法的自主专题也开始了。那个时候，笔者有幸和深入研究过美国艺术疗法的铃木惠女士进行了交流，从而了解到在美国，比起"杂志图片拼贴画法"更以"拼贴箱法"为主流。使用拼贴箱法时，为了便于对具体意象的调整，心理咨询师一般会拥有几个箱子。但是，铃木女士也说，使用拼贴箱法其实并不是基于"携带性"，而且与箱庭疗法之间也并没有什么直接联系。具体内容，铃木（1999）在"美国的拼贴画心理疗法"中进行了总结。

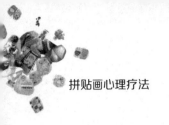

第四节　收集剪切素材的方法

拼贴画心理疗法的表达是基于剪下的材料的表现力而来的。因此，主要问题还是在于如何收集素材。

首先，"由谁来收集剪切素材"这个问题必须得到重视。这个其实和箱庭疗法中的"到底是由谁来收集小模型（迷你玩具）"的问题是一样的，但在箱庭疗法中，主要是由心理咨询师来负责的。心理咨询师需要想象对孩子（大人也是同样的）来说最为适合的意象，然后进行收集。当孩子对心理咨询师直接表达想要哪个迷你玩具时，有时候他们会自己主动去拿来。因此，箱庭疗法柜子中的迷你玩具，其实可以说是心理咨询师和来访者双方想象的产物。

在拼贴画心理疗法中也会发生相同的事情。也就是说，当进行拼贴画制作时，收集裁剪素材的主体应该是来访者和心理咨询师双方。拼贴画心理疗法中，由来访者自己收集喜欢的意象则更为容易。来访者会从自己日常生活中熟悉的杂志或宣传册子中收集素材。但是，并不是所有来访者都会主动积极地协助收集素材。

更多的情况是，心理咨询师单方面放任来访者收集素材是比较困难的。首先，来访者从心底对自己到底想要什么并不清楚。因此，心理咨询师需要代替来访者，猜测来访者心中所想，推测对来访者来说所必要的意象。

再比如说，图书馆之类有时候可能会处理一些到了年末变得不再需要的杂志。提前去预约那些将要被处理的杂志就可以无偿地得到这些素材。有时，走在大街上也可能会拿到一些宣传册子，即使是让你觉得有一点能够用到的可能，也还是将这些册子收集起来比较好。一些意料之外的意象也应该可能会促进来访者心灵的成长吧。又或者一些最近在孩子们之间流行的图片意象等也可以在现实拼贴中使用。

也就是说，心理咨询师一般推测能够促进来访者自我表达的意象，然后随之收集杂志或宣传册子等素材。如果有"既能够推测来访者心中所想，又可以努力收集素材"的人的话，估计还是非心理咨询师莫属吧。打个比方，美术老师估计不会为了准备素材而做到这一步的。作业疗法的指导者应该也不会一边将来访者的深层心理推测到无意识的境界，一边收集准备素材吧。假若，真的有像这样的教师或作业疗法士的话，那估计能和心理咨询师一样进行同等级的心理治疗了。

第五节　应该收集哪些素材

在拼贴画心理疗法的研讨会上，笔者曾说明，由于来访者们的喜好不同，最好想方设法并尽可能多方面地去收集意象。对于这个指示想必大家都能够准确地理解其深意。但是，对于那些初学者来说，这却是一个意料之外的难题。初学者因为缺乏心理咨询与治疗的实践经验，很难推测出来访者内心的所想所愿。其实在最初，笔者的观点是没有必要事先收集对方想要的事物，因为笔者认为只要随着咨询的进展就能够渐渐地发现来访者想要的意象，一开始无论准备什么意象应该都是可以的。但是，如何去充分地理解这句话则比较困难，且需要更加具体地说明该收集怎样的素材。至此，下文讲述的拼贴箱法算是只有拥有丰富经验的心理咨询师才能做到的一种高难度的方法。在日本是由笔者引进拼贴箱法的。

关于收集对象，基本上是以收集能够促进来访者心灵成长的意象为主。那具体应该收集怎样的意象才能够促进来访者心灵的成长呢？虽然需要仔细推敲这个问题，但也不用想得过于复杂。如下所示，笔者对用于剪切图片的收集方法进行了一个概括。

一、剪切素材的内容

1.适应发展课题的意象（幼儿期、儿童期、青春期等，与各种年龄相符的事物）。

2.可以表现心理内在，如喜怒哀乐的事物。

3.与心理治愈息息相关的事物，能够给阴郁的心灵带来希望的事物，以及可以慰藉焦躁的事物。

4.能够启发全新的可能性的事物。（比如说，将人物素材加入不怎么拼

95

贴人物的来访者们的素材选择中。而对于那些只使用人物图片的来访者，则加入景色、食物等人物以外的素材。也就是说把来访者下意识地选择避开的素材，用一种非强制性的方式加入其选择中。）

5.因为不清楚对方偏好什么，所以尽可能大范围地去收集各个方面的素材，这是无可非议的。（人物、动物、植物、食物、衣服、家、自然、风景、小道具、交通工具等等。）

6.大的剪切（close-up，特写）素材和小的剪切素材都是必要的。

7.有时一些你觉得没有意义的事物其实也是必要的。

但是，并不需要强迫性地全部备齐，剪切的方法随意即可（周围留白也行）。

一般以收集那些能够确实反映和迎合来访者心情的意象为主。来访者应该有他们各自年龄段相对感兴趣的事物。通常从来访者们爱看的杂志或宣传册中可以得知。一般可以参考那些具有年代倾向或当年发行过的杂志等。换言之，社会总是适应着当代人的心理变化需求而出版发行与之相符的杂志和书籍。

再者，来访者的喜好是多种多样的，流行时尚、食物等一切事物都在考虑的范畴。当然，因为种类实在是过于繁多，实际收集起来根本没有止境。其实，收集临床人群（例如，精神病患者或神经症患者）的素材相对容易一些。原因是咨询师对临床人群的症状及需求事先都能够有个大致的预测。反而是正常人群由于感兴趣的范围实在过于广泛，以至于难以收集素材。不过，对比临床群体，正常人可以在现成的材料范围内制作拼贴画。

至此，出现了一个约定俗成的规则：即使没有收集齐全也没有关系。来访者们的心理只能循序渐进地被了解，所以一开始就列出并备齐与之相符的素材基本上是不可能的。更何况有时候来访者自己也不清楚什么才是贴近自己心灵内在的事物，或是自己到底想要什么。因而，笔者在收集素材时并不执着于内容，而是"适当地带着点不负责的态度去准备"素材。众所周知，选择符合来访者心理的剪切素材并不是那么简单的事。这里的"不负责任"是说来访者有可能会使用意外的素材剪切成意外的形状，所以与其意图性地诱导（有意识的），不如随心所欲地去选择和准备素材。

二、从文献来看素材挑选——箱庭疗法的情况

笔者挑选素材的标准来自箱庭疗法和解析梦境的经验，因此对于笔者来说这是想当然的方法。但是实际操作起来还是具有一定难度的。拥有箱庭疗法经验的人和没有相关经验的人，在这里就立刻会显出差异。所以这时就需要重新回顾资料看看应该准备何种类型的素材了，然后你就会有一些意外的发现。

本书第二章中提到，在河合隼雄的《箱庭疗法入门》（1969）中有讲到应该收集怎样的素材。今天重新阅读此书中有关迷你玩具（Miniature）的部分，还是会感慨于河合优秀卓越的洞察力以及其明确清晰的记述。卡尔夫挑选玩具的标准是依据洛温菲尔德的选择方式，也就是基于"来自于孩子们的幻想中且众所周知的事物"这样的观点。换言之，按照这个想法，孩子们可以将幻想的世界再现在现实的沙箱之中。

不过，河合箱庭疗法中的迷你玩具，不仅仅可以作为出现在幻想世界中的意象，而且迷你玩具自身也具备一定的表现力和诊断力，甚至还包含着一些临床心理学的理论背景。笔者猜想除了河合之外，没有谁能够像这样活用迷你玩具了。譬如说那些虽然深刻领会到美术意义上的"拼贴画"但至今也没有过渡联想到拼贴画心理疗法的人，就是还没有深入了解过河合的方法。这里不禁想要重申，河合的方法真的非常适用于拼贴画心理疗法，其基本要点如下所示。

1.没有特别指定的玩具，尽可能准备多种多样的玩具。

2.一些固定的玩具可以用来进行心理测试，但在治疗时，为了有可能引导出丰富的表达，必须收集更多的事物。

3.尺寸没有特别限制。各种各样的尺寸不仅能够增强表达力，而且可以明确解析表达的意义。

4.根据是否拘泥于尺寸的大小，可以用来判断强迫症情况。

5.务必准备这些素材：人物、动物、树木、花、交通工具、建筑物、桥、栅栏、石头、怪兽。

6.可以试着准备：军队、印第安人、警察、乐队等特殊人物像；男女

97

老少等不同特征的普通人；或者骑着自行车或摩托车的人等。

7.材质可以选择黏土、金属、布类、塑料等等。

8.军队的话，可以根据其规模大小或颜色来区分敌我。

9.佛像、基督像或圣母像、天使、十字架。

10.动物的话一般可以选择野兽类、家畜、鸟类、贝类、鱼类等等。其中蛇和青蛙在分析中比较重要。

11.动物的数量、大小可以表现亲子关系；5~6只同类的动物则可以反映出家属关系。

12.交通工具则可以准备自行车、汽车、飞机、船，甚至坦克、军舰等等。

13.由于交通工具中的救护车或消防车等可以作为某些特殊的象征，因此也要准备。

14.加油站则是表达加油的主题。

15.家则需要准备西式和日式两种。

16.神社、寺庙、教会、城堡等。

17.栅栏、院墙、篱笆等暗示防卫的素材。

18.一些孩子会喜欢的素材，譬如怪兽或奥特曼等。

19.还有一些素材意外地经常会被使用，像是普通的石头、瓷砖、弹珠等等。

20.上述的所有材料一次性全部准备齐是相当困难的，因此可以慢慢地收集。

即使少量玩具也能得到相应的表达，在有限的玩具中可以发觉来访者费心完成作品的意义。

从河合收集迷你玩具的方式，就能够发现这和收集"沙盘游戏"玩具的方法是不一样的。尤其像是玩具大小的不同所具有的意义等，也只有河合指了出来：玩具尺寸的不同对心理评估具有重要的意义。由此重新审视《卡尔夫沙盘游戏》扉页中的箱庭道具箱的照片时，你会发现卡尔夫的玩具其实是有固定尺寸的。之后有关箱庭实例的照片，所使用的玩具基本上也都是统一了大小的。也就是说，在卡尔夫的阶段还未意识到玩具尺寸的不一致反而有可能发挥一些意外的作用。而日本的箱庭疗法，则是允许使用各种大小的玩具。例如，当体积庞大的怪兽玩具放满沙箱的话，那一定很有压迫力。这样的研究发现还是要归功于河合。

笔者无意识地继承了河合的这个观点并将其应用在了拼贴画心理疗法中。换而言之，不仅小的剪切图片是必要的，大尺寸的照片或图片也是一种十分重要的表达手段。在此意义上，重温一下登载在兰德卡登的《杂志·照片·拼贴画》中的拼贴画作品，你会发现素材尺寸本身所具有的效果并没有被考虑进去。而在河合的《箱庭疗法入门》里高桥史郎的事例中，如果在沙箱中放置了椅子，则很有可能暗示了当事人坐在上面。笔者的经验中也存在不少热衷于将"自己"放入沙箱中的孩子。那是因为当事人觉得自己就是作品。

在箱庭疗法中，河合可以说是有意地收集了一些可以表达心理构造、家庭关系、东西文化、宗教性、攻击性、自我领域、自我防卫等的玩具。而笔者发现这之中并没有加入情色类的玩具。而在拼贴画中，情色素材也可以作为一种丰富的表达。

此外，箱庭疗法也被活用于心理评估，像是诊断强迫症等。河合身为罗夏墨迹测验的专家，认为并不需要偏执地使用一些固定的心理学类型论，只要聚焦于尽可能地引导出多彩多样的表达即可。通过河合的迷你玩具，你会发现至今为止所学的一切心理学知识几乎都可以适用于此。这一点就和卡尔夫的"沙盘游戏"非常地不同。同时也在不知不觉间影响到了笔者。

此方法的先见之明，在下文与其他文献的比较中将一目了然。

三、从文献来看素材选择——杂志图片拼贴画法的情况

巴克和普罗温彻（1972）在关于拼贴画的定义上，介绍道："拼贴画是使用具有象征性或暗示性效果的报纸、布、压花等之类的一部分，用非连贯性的方式一起拼贴在底纸上的一种艺术。"而作为剪贴的素材则举例了 *Life*、*Look*、*Ladies Home Journal*、*Playboy*、*Outdoor Life*、*Mechanics Illustrated* 等等。莫里亚蒂（1973）则列举了 *Life*、*Look*、*Ebony*、*Good Housekeeping* 等，勒纳和罗斯（1977）也举例了 *People*、*Playboy*、*Chatelaine*、

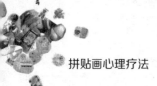

Saturday Evening Post、*Better Homes and Gardens*。

以上基本可以作为收集杂志素材时的参考。

而在日本，今村（2006）根据统计调查发现，所有被测验者几乎都使用共通的素材，就是 *ORANGE*（以烹饪、女性时尚为主），*TARZAN*（主旨男性生活方式、时尚流行）两本杂志和一些彩色图片（来自海外旅行的一些海外风景、日用杂货、室内风景、曼陀罗、动物等）。

西村（2010）在婴幼儿至成人之间进行了统计调查。让发展阶段各不相同的对象制作拼贴画，发现 *SERAI* 和 *ORANGE* 作为各个年代共通的杂志，使用率相当高。再加上一些各年龄层特有的杂志，比如说，幼儿使用幼儿教育杂志之类。至于其他，则可使用拼贴箱法，准备自然、人物、动物、交通工具等素材。

四、从文献来看素材选择——拼贴箱法的情况

采用拼贴箱法并触及到素材的，据笔者所知的只有兰德卡登（1993）。其特征是，拥有"人物箱"和"杂项"两个箱子。

<人物箱>

·有关各种文化的人物

·大致都是现实中的人物，只有少数是具有典型魅力的人物

·男女

·各个年龄段的人物

·各种表情的脸

·身体处于活动或静止状态的人物

·各种各样的经济状况

·一个人、两个人、团体、家庭

<杂项箱>

·心理咨询师预测的事物（例如一些暗示药物中毒、性虐待等的照片）

·时钟、车、和服、电脑、碗、家具、工具、药、机械、家、动物、酒瓶、火（火焰、炮火）、配管、食物、宝石、风景、枪、被破坏的事物

从收集的内容来看，笔者发现杂志图片拼贴画法和拼贴箱法所瞄准的

方向是不同的。相比较杂志图片拼贴画法，拼贴箱法则更加侧重于来访者的内在。因此也如同之前所说的，拼贴箱法对于初学者来讲是比较困难的。这一点现在也应该理解了吧。

兰德卡登的这个方法可以说是超越了不同人种的一种技法，作为能够代替主题统觉测试的方法，其特征就是，在开发过程中它的设计理念就是重视人物像的多样性。增加各种类型的人物的这一点也是和箱庭疗法不同的地方。

除了人物以外的箱子中比较值得注意的就是，将暗示药物中毒或性虐待的照片作为"心理咨询师预测的事物"来使用这一点。也就是说，心理咨询师需要事先预测出能够让对方在无意识中表达内心斗争或纠葛的事物，并为之准备可以促进这种表达的素材。笔者其实也很赞同这一想法。先不管来访者到最后是否会使用这些素材，单是想象并准备这类素材这一点就足够具有深意了。此处必须注意的是，当来访者选择这类素材（比如说，暗示创伤的事物）并进行表达的同时，心理咨询师自身是否也已经做好了共情并接受的心理准备，这一点是极为重要的。如果心理咨询师自身还没有做好心理准备的话，则需要减少这类素材的加入。心理咨询师准备的素材，代表他们的胸怀（器量），都是以心理咨询师的想象力为限。

换言之，针对不同症状的来访者，心理咨询师需要预测相应的意象并为他们营造一个宽容表达的氛围。因为其他人很有可能在如何对待来访者的表达这方面并不是很有经验，所以能够做到这点的还是非心理咨询师莫属。不过为了以防万一，笔者认为首先还是需要非常谨慎保守地准备素材。绝对不可以对来访者进行任何意义上的强迫，也绝对没有人会喜欢只有沉重阴郁内容的素材。为了避免这种可能性，最好多准备一些带有中性刺激的自然风景的素材。简而言之，一些和烦恼无关的素材就需要多预备点。

当然，倘若引入杂志图片拼贴画法的人，在准备杂志时也收集了一些暗示药物中毒或性虐待的素材的话，这两者之间估计也没有差别了。

五、收集素材时的注意点

拼贴画可以说是基于社会的产物，当然也要感激创始人的存在。由于

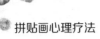

是来自社会现象的作品，因此像是一些不登校、霸凌、自闭症、精神疾病等的来访者多少还是能够表达自己的内心。通过借助社会的力量，即使是一点一滴地慢慢恢复，对来访者们来说也是一种全新的尝试。也希望全社会可以用一种更加理解并宽容的态度去接纳这些事实。

到了那个时候，也许比较容易成问题的就是著作权和肖像权了。眼下可能还没有构成十分严重的问题。但是，任何事情在造成严重影响之前就应该引起注意，不是吗？在拼贴画心理疗法中，虽然未必需要一些会造成侵犯著作权或肖像权的特殊意象，甚至使用的可能性也不大。但除此之外，一些平常都在用的普通意象就足以达到同样的目的了。

箱庭疗法也是同样的道理，比如说，有一位来访者在选择迷你玩具时想要"青鸟"，但是却没有这个素材。鸽子倒是有。这个时候，就可以想办法用鸽子来代替"青鸟"。譬如说，来访者如果说道，"虽然想要'青鸟'，但是由于没有，所以用'鸽子'来代替了，嗯，这个就是'青鸟'了"的话，就足以体现心理疗法的效果了。

或者说，只要可以准确地理解到"青鸟"是"希望和幸福"的象征的话，不一定是用"鸟"，而是用"花"之类来表示，以表达"代表着未来的幸福"这样的意义就够了。

但是，偶尔也会有非要有"青鸟"的素材才能表达的来访者，这其实是一种重要的反应，其"固执性"的性格极为显著。这种类型的人，其实不太适合拼贴画心理疗法或箱庭疗法，如果想要使用这些疗法则需要慎重考虑。或者通过谈话交流来克服这种执着心。

不过，大多数的人基本上都可以接受代替，因此拼贴画心理疗法中使用的素材，即使数量比较少也是可以实施的。

第六节　拼贴画制作中的态度

在咨询阶段如何引入疗法，其要领基本上是和箱庭疗法一样的。尤其是对那些不擅长绘画的来访者或者在没有箱庭设备的情况下，就可以尝试使用拼贴画心理疗法。

做出类似于"请将这些裁剪的素材贴到画纸上"这样的指示即可。即使是不喜欢画画的人，像这样的指示一般还是愿意接受的。关于这点和箱庭的技法是相同的。

来访者一般会从拼贴箱里众多的图案花样中，先挑选出符合自己喜好的素材放到手边（仅仅只是选择了什么样的素材，就足以对治疗有启发了）。同时，没有选择什么内容这一点也是比较重要的。然后再将不喜欢的意象放到拼贴箱的盖子中。放在拼贴箱盖子中的素材，在疗法结束之后需要原封不动地放回原处（参照图4-1）。

来访者一边对选出的图片进行挑选取舍，一边在画纸上排列摆放，最终拼贴出自己能够接受的样子，用胶水粘好，就是拼贴画的制作方法。在挑选的过程中，一些现在没有被用上的素材在将来也是有可能使用的，因此这种今后的可能性也是值得关注的。不管怎么说，这些被舍弃的素材估计也有哪些因素在吸引来访者的心灵吧。

制作中心理咨询师的态度

在拼贴画制作过程中，心理咨询师所要做的就是，为来访者创造一个可以让他们安心面对自己的内心并且能够自由表达的环境氛围。

每个心理咨询师估计都会想方设法地缓解来访者们紧张的情绪。此处最为重要的就是，心理咨询师自己也必须放松自身的情绪或状态。

有时候为了缓解来访者的紧张情绪，心理咨询师自己也同时制作拼贴画作品（同时制作法），这里有一些相关的论文（杉浦，1999）。此处希望不要误解的就是，这个方法并不是笔者提出来的。

首先，这个方法其实是有点脱离心理咨询与治疗的基本原则的。原则上是应该避免心理咨询师制作作品从而对来访者造成影响。如果来访者模仿心理咨询师的作品的话，整个过程就谈不上是心理咨询与治疗了。我们需要是基于来访者自身内发动机的作品。而且，有时候很有可能因为心理咨询师出色的作品，使来访者变得更加放不开。

如果真的需要和来访者一起制作自己的作品时，心理咨询师应该制作怎样的作品呢？这时，基本只有两个方向。一个是心理咨询师自己也通过作品来表达自身的烦恼。另一个就是，不表达自己的内在，只制作表面化

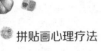

的作品。

这两个方法到底哪个才是正确的呢？其实哪个都不正确。心理咨询师自己内心的纠结表现在来访者的面前这一点在原则上是不被允许的。咨询师自身的心理问题，和来访者是没有任何关系的，应该在别的心理咨询师处进行分析处理。

至于另一个方法，即使咨询师制作了与自己无关的表面性作品，来访者其实也很快就会察觉。来访者更会误认为，拼贴画心理疗法也不过就是表面化或用来打发时间的方法而已，更谈不上是一种心理疗法了。

同时，心理咨询师每次都和很多来访者共同制作拼贴画的话，咨询师的作品很有可能变得千篇一律。在来访者非常认真地面对自己的内在的时候，心理咨询师的作品若是一直是一成不变的话，你觉得会造成一个什么样的结果呢？

总之，在制作过程中为了不妨碍来访者，咨询师只在一旁默默地注视守护是最好的。偶尔可以帮助来访者剪切或者准备素材。制作过程中，来访者一般都会全身心地投入在自己的世界中，心理咨询师则有义务来守护这个来访者沉浸的世界。

河合（1971，1975，1994）在有关箱庭疗法的质疑答辩中有如下记录（河合，1994，231）。当来访者说道"老师也一起做吧"时，心理咨询师应该怎样回答，河合认为，首先接受孩子们在提出这种建议时所带有的内在感情，在接纳的同时也阐明"最好尽量自己一个人做哦"这个观点。并且说道"关键是在于让来访者自由地表达。因此如果来访者没有征求你的帮助，咨询师千万不可恣意主动地去帮忙"。如果因为心理咨询师性格冷淡的原因不去帮助孩子们，并不是说不能给对方提供暗示，而是来访者的内心只有来访者自己最为清楚，只有靠他们自己去面对才是心理疗法的根本意义。如果咨询师和来访者同时制作作品的话，心理咨询师的作品总会在无意中带来影响，只能说这绝不是心理咨询与治疗的目的。

另外，河合在"治疗者的援助"部分这样提道，"治疗者并不需要积极主动地去做某些事，而是为来访者提供一个理想的'地方'。"因此，"无条件接受的态度"是十分重要的。简而言之，心理咨询师最应该做的就是，为来访者提供一个能够自由地投入制作的地方，而绝对不是示范制作拼贴画。

第七节 拼贴画制作后

制作结束后，听取来访者对作品的感想这一点和其他艺术疗法是一样的。可以问问来访者在制作中想到什么，是否在作品上表达了出来，有没有什么困扰的事等等。还可以通过询问各个剪下的图片分别是什么，随之又联想到什么等来加深交流。甚至，如果问到来访者的自我像时可能会有意外的收获。

如果是正常人的话，在回顾的阶段会非常地健谈，整个氛围也比较轻松愉悦。但是，临床人群的情况就有点不一样了。因为是最缺乏表达欲望的人所做的拼贴画，所以一般都比较难以扩展联想。但即使如此，和制作前相比多少还是有点扩大了联想范围的。

最后，要为整个作品取一个名字（题目）。但无法取名的情况也是比较多的，因此不需要勉强。

此外，也可以像主题统觉测试那样为作品创作一个故事。不过，有时候有些来访者单是制作拼贴画就已经竭尽全力了，所以同样没有必要强迫。

笔者一般很少或不随意对作品进行解释分析。但是，也会有人为了加深对作品的洞察力而反复钻研（大前，2010）。

第八节 团体中的制作实习

除了个人之外，还可以通过团体实践拼贴画心理疗法。一般有两种方式，一种是在团体内各自进行拼贴画制作，另一种就是在团体中一起制作一个拼贴画作品。如果说到团体中的拼贴制作的话，笔者一般都是指前者，至于后者至今都还没有实践过。

首先，需要成员各自带2~3种可以裁剪的杂志来。而主办者也需要事先准备好一些杂志或宣传册。

大家带来的杂志一般都是自己在平常就最为感兴趣的内容。但是只是这些的话，最多也还是处于日常就熟悉的世界范围之内。所谓心理疗法，是指通过加入自己至今未体验过的新要素来改变自我的方法。也就是说，只有我们平常就习惯的内容是很难产生新的变化的。因此就需要加入新的意象，而团体制作则很有可能将此实践。

这个可以说是将杂志图片拼贴画法和拼贴箱法的本质综合起来体验的方法。也可以作为训练心理咨询师的一种角色扮演方式。至此，笔者提议如下的方法。

1. 先在大约10分钟的时间内，从自己（来访者）带来的杂志里剪下自己想要的意象。这是为了自己使用。由于时间比较紧迫，比起仔细小心地裁剪，不如用一种撕纸的方式快速地收集需要的素材（这部分基本就是"杂志图片拼贴画法"的内容）。

2. 组成两人一组（一位扮成心理咨询师，另一位就是来访者，然后角色交换）。

3. 将各自带来的杂志在团体内分享使用。

4. 从分享的杂志里，每个人（心理咨询师角色）为各自的对象（来访者角色）收集意象。大约10分钟。只是撕下整页纸张也可以。（这一部分就是"拼贴箱法"）。

5. 将自己收集的素材和从对方手中得到的意象一起使用，从而完成作品。

从以上的方法来看，除了自己收集的意象之外，还能够从对方手中得到意象来进行制作。这样的方法，包含了如本章第三节所述的杂志图片拼贴画法和拼贴箱法两种方式。也就是说，将选择自己喜欢的意象的方法（杂志图片拼贴画法）和从对方手中得到连自己都意料之外的意象的方法（拼贴箱法），这两种方法合并在了一起。当然，是否使用来自对方的意象则又是各自的自由了。

为对方（来访者角色）收集意象时，稍微关注一下对方已经收集好的素材（第1阶段），就可以了解到对方对什么感兴趣了。因此需要沿着这个方向辅助性地收集类似素材。同时也可以得知来访者角色没有收集的意象是什么，从而进行反方向的辅助收集。比如说，对没有收集人物的对象需要为他准备人物，至于收集怎样的人物就要任凭想象了。

反之，在对方大量选择人物的时候，就需要你收集除此之外的一些风景或别的事物了。即从对方（心理咨询师角色）手中得到自己没有注意到的意象。

当然，上面也提到了，是否使用这些来自对方的意象就是自己的自由了。

团体中的制作实习后的回顾分享

相互介绍各自的作品。介绍作品的一方是来访者角色，倾听的一方则是心理咨询师角色。这也可以作为模拟心理咨询过程的角色扮演实习，即运用艺术疗法时的角色扮演实习。

此时的回顾分享已经可以算作真实的心理咨询的一部分了。因此，心理咨询师角色则需要带着咨询的基本态度，即无条件接受和共情，耐心地侧耳倾听对方的话语。

作为心理咨询师的角色需要一边指着每一个剪切内容一边促进对方的联想。由此可以得知来访者在制作过程中的心理动向，并努力着去梳理来访者的心情。总体来说是担任一个有助于来访者心灵成长的角色。这么想的话，这样的角色对于一位初学者来说还是相当困难的。但是，实践中只要简单地聊到"来谈一下对于这个作品所想到的事吧""制作过程中您的心情如何""做完后感觉怎么样"等之类的话题就可以了。聊过一遍之后，再具体地针对剪切内容一边问"这是什么呢"，一边想办法促进对方的联想即可。之后再进行角色交换。

当处于来访者的角色时，应该能体会到比起没有作品的空谈，对拼贴画作品进行说明会更加容易交流。通过对心理咨询师说明作品，有可能在不经意间发觉一些至今为止自己都没有注意到的心情或感受。同时也会发现那些不太想说明的剪切内容或与此相关的事情。此处值得关注的是，在团体实习中，如果有一些不太想说的事，希望大家可以默默地相互理解并不予勉强。

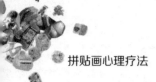

另外，如果稍微询问一下自己选择的或从对方手中得到的素材，可能会有意外的发现。比如说，当问到"对这些从对方手里得到的素材怎么看"时，有可能会得到"很高兴从他（心理咨询师角色）手中得到这么多素材""感觉有点压力""因为得到了这些素材，总觉得一定得用上""不太喜欢从别人手中得到东西""没想到因为这些意料之外的素材让我有点理清情绪了""这些来自别人的素材反而让我有点犹豫不决了"等各种各样的反应。同时，给予的那一方，会察觉到自己带有目的性给出的素材被对方用在完全意想不到的地方，反而那些无意间给出的素材却被使用得很好，等等。还有一些像是应该被用在某个地方的素材结果却完全没有用到。如果看到之前就觉得会被用到的素材果然被使用了的话，说明体会到了对方的心情。但是素材要是没被用到的话，也不要把这当成失败，反而可以将其当作是一种对目前没有被使用的素材的确认。同样，对于那些使用了对方提供的所有或大部分素材的人，则需要想想他们有没有勉强自己在迎合提供者（心理咨询师角色）。反之，如果对方（来访者角色）没怎么使用你（心理咨询师角色）提供的素材的话，你就需要反省了，自己到底有没有感受或理解到对方的心思呢。这种情况就要重新审视对方（来访者角色）的需求了。最后，可能还会有极端排斥他人影响的人。这种时候则需要我方（心理咨询师角色）尽量减少提供素材了。

像这样依据素材的交流，你能思考到这些并且随机应变吗？

第九节　各种各样的研究

以上就是对制作过程的解说。由于拼贴画心理疗法的适用范围极其广泛。从最初起它的应用就经过反复的钻研了。笔者其实并没有想要开发很多技术，这方面也打算寄托于今后年轻有为的研究者们。笔者认为像是底纸的颜色只使用白色之类，原封不动地保留最原始简单的方法才是重点所在。只有在彻底了解了最简单质朴的本质之后才可以衍生出其他各种方法。至于临床实践，初期想到的方法已经足够适用了。在此之上，就寄希望于未来青年研究者们各自的构思了。关于之后的各种相关研究也希望读者们能够自己主动查找文献。在这里，笔者就其中一部分进行解说介绍。

首先，主张改良笔者的拼贴箱法的是冈田敦（冈田、河野，1997，冈田，1999，1999）。比起小型的便携箱，冈田想要使用更大一点的箱子放入大量的切片。当素材用完了再补上用完的部分，可以保持一定的数量和种类。这样来看的话，这已经不是"便于携带的箱子"，而是固定的箱子。就算不准备好"同一性的"刺激素材，任何时候也都可以积蓄"几乎同等的"意象。因此在评估方面就有可以保有良好的信赖性。但是问题是这么多的素材怎么展现给来访者看。素材数量这么多当然不可能全部给来访者看过。冈田选择用手抓一把递给来访者，每当有不用的素材时再塞回来这样的方法。此外，冈田还提出了，可以积极利用并多收集一些带有文字的素材（Caption）。

服部（1996）和岸井（2002，2002）尝试研究了底纸的颜色。西村（2000）在对连剪切都不能做到的重度身心障碍患者的研究中，发现根据反复尝试则有可能制作拼贴画。也就是说，心理咨询师给患者看杂志，患者们则可以用动作姿态来暗示咨询师。在明白了患者的意思之后，心理咨询师来进行裁剪，再根据患者的指示贴在底纸上。

佐藤仁美（1998）也报告了由于来访者的要求，心理咨询师也用拼贴画来回馈来访者的作品的事例。虽然看上去很简单，但是我觉得实际还是比较困难的。拼贴画作品可以说是写着暗语的画，如何明确并抓住其中的内涵是很难的。假如是佐藤的做法，心理咨询师需要解读其中的暗语并同时也用拼贴画作品来回复。当然咨询师的作品也是包含着暗语在里面的。这样结果就变成来访者也要解读心理咨询师作品中的意思，再一次地用暗语来回复。也就是说，心理咨询师和来访者双方都必须具有解读暗语的能力。这样的方式虽然不是绝无可能的，但是由于难度系数较高，估计难以推广。

川原、细谷等（1996），细谷（1999）提出了"拼贴画表格（collage sheet）法"。从杂志中收集出现频率较高的事物的照片或插图，做成10个种类的表格。将这作为剪切的素材进行拼贴画创作。在拼贴画心理疗法中，如何调整收集剪切素材是其中一个重要的课题。像是固定材料或是事先预备等都是方法之一，这也是今后的研究之一。而比较有效的是，使用一些固定的基础素材。但是这种限制了拼贴画心理疗法多样性的做法其实带有一定的危险性。以基础素材为基准，再并用一些其他杂志的话可能会相对好一些。

法务省矫正局（2001）出版了《艺术点击（Art Click）作品事例集》。这是在电脑上组合拼贴事先被录入好的图形，也就是电脑拼贴画创作。笔者在研究初期其实也对这方面抱有过期待，只不过没有实际着手研究而已。今后也不失为一个研究方向。

加藤（2012）在组合积木（block）上应用了拼贴技法。

以上这些研究今后何去何从还是比较值得关注的。拼贴画既是非常单纯简单的方法，也具有极其深刻的一面，今后也会随着研究探讨发展出更多的可能性。

第五章　拼贴画心理疗法的评估

拼贴画制作非常简单易懂，几乎没有人会做错。但是如何解读作品的含义却并不简单。就像弗洛伊德对精神分析（心理咨询）所定义的：心理咨询是通过"来访者通过谈论、哀叹过去的经验以及现在的印象，明确愿望以及情感的动向"，从而达到整理内心，完成心理咨询的目的。在使用拼贴画心理疗法的时候，心理咨询师能否通过来访者的作品去理解他的想法、哀伤、欲望和情感的变化就变得非常重要了。当然制作的过程本来就对来访者起到了宣泄的作用，但是心理咨询师在作品完成后仍然肩负着对作品负责的任务。也就是说，并不是作品完成了，心理咨询师的任务就结束了。能够看到这个作品将会如何影响到来访者今后的人生之路，并且能够给予持续关注的人才能被称为是心理咨询师。为了更确切地理解作品，心理咨询师会要求来访者展开联想。但是往往出现来访者不愿意去谈及联想内容的情况。也因此，拼贴画心理疗法往往适用于一些缺乏表达力的来访者，对于这样的来访者光是制作拼贴画就已经会让他们感到精疲力竭了，所以也就不能依靠来访者去展开联想了。那么如果是这样的话，又该如何去解读这些拼贴画作品呢？这就需要我们花上一些功夫了。虽然我们几乎很少会看到有关作品评估的研究，但最近真的有越来越多的人开始做这类尝试。例如，今村（2004，2006，2010）尝试了评定量表；山下（2010，2010）尝试把绘手测试（Hand Test）的评估系统运用到拼贴画作品中。但是，恐怕今后想要确立一个标准化的评估机制也仍然会是非常困难的。在这里，我们将在上述的这些局限下，一同来思考拼贴画作品所包

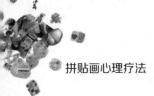

含的含义。

拼贴画心理疗法的特点和箱庭疗法是一样的，是治疗方法的同时也是一种评估的手段。也就是说，拼贴画心理疗法是一种让来访者能够尽可能发挥自由联想的治疗方法。去找寻、剪切、粘贴自己中意的这样或是那样的东西的过程就相当于弗洛伊德的自由联想。如果是这样的话，那么也就可以对完成的作品进行一定程度上的评估了。能够同时发挥治疗和评估作用的工具并不多。对箱庭疗法而言，因为迷你玩具和沙箱一直都是固定在一起的，在这个情况下对制作完成的作品进行评估是可能的。在日本，以河合隼雄为主流的箱庭疗法，虽然重点是在治疗方法上，但评估也会发挥一些重要的作用。拼贴画心理疗法也是如此。在本章中将解说如何对拼贴画的作品进行评估。

第一节　箱庭疗法的评估及其思考

首先，让我们一起来回顾一下河合隼雄对箱庭作品的解读。虽然河合经常在箱庭案例研讨会上提到箱庭作品的解读方法有很多种，但是却没有能够纵向地把这个体系进行概括和总结。笔者总是期盼河合能够把箱庭作品的解读方法做出来，但因河合隼雄已经去世，这个愿望无法实现了。在这点上，西村洲卫男（1981，1982，2001）也跟笔者有同样的想法。西村也说到下文所述的四种"箱庭的见解"都是由河合提出的，但是在这之后由于更为强调的是箱庭的意义，所以针对表达内容的解释并没有明确的记录。也因此西村洲卫男尝试继承河合的思路，对箱庭作品做出了假设性的解释系统。

首先根据《箱庭疗法的理论与实践》（河合，1971，1975，1994），一起来思考箱庭疗法的精髓。作为"箱庭的见解"，河合列出了以下四点。笔者认为这可以原封不动地适用在拼贴画作品中。

1.整合性

2.空间分配

3.主题

4.象征

具体说来：

1.整合性。指的是从箱庭整体中感受到的东西，箱庭作品是整体性、丰富、细致、平衡、流动性、生命力等的组合。

2.空间分配。当把箱庭看作一个"世界"的时候，如何使用这个世界。当迷你玩具（miniature，译者注）集中在箱子的中央部分时，是否呈现了向四周扩散的不安？不能触摸沙的人，是否表达出了比较低下的制作动机？或是对改变现状出现了焦虑和抵抗？用沙子掩埋迷你玩具，是否表达出了潜在的能力或纠结？又或者是被什么压抑着，拒绝的意思？当把迷你玩具放到箱子外面的时候，是否想要表达的内心世界超越了自我控制的范围？或是无法根据自我获得确切的认知，表达了预感到某种其他事物的存在？如果制作者是儿童的话，可能由于自我界限还不明确，出现这样的情况也在情理之中。对于成人，有可能就是行动化（acting out）[①]。另外当在沙箱边缘上放了桥梁的时候，可能是在暗示沙箱外的世界。沿着箱边做的墙可能表达了担心防御不充分的情况。

河合对来访者分配箱庭空间的方法把握得非常细致。不仅如此，河合对欧洲的空间象征也有详细介绍。他提到了左和右相对的意义是无意识和有意识，以及内部和外部。但是他也常常提醒我们："万事没有绝对，这些知识铭记于心，用的时候就会很方便。"河合的这个提议在心理临床中非常重要。笔者在后面也提出了各种各样的判断标准，对于这些判断标准就更可以说是"先记于心，等用的时候就更方便了"。因此笔者为了提高这种便利度列举了更多的判断标准。

---

① acting out（译为行动化）：在精神分析中，指某些经常具有冲动特质的行动。此特质相对地与主体习惯性动机系统脱节，且可于主体活动过程中被隔离。熟知精神分析概念者亦知，在早期的精神分析文献里，亦有一些争议，是否将个案在诊疗室内的行动化称为"acting in"，而将个案在诊疗室外的行动化，称之为"acting out"。然而，近来这些讨论已少见了，acting in这个术语也已经很少见了，不论在诊疗室内或外，个案的行动化似乎皆以acting out来表达了。但在这个讨论会里，并非针对诊疗室内或外的角度，来探索acting out与enactment的意义，而是较针对探索个案与分析师的举动里所隐含的内在意义。

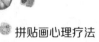

3.主题。箱庭作品中会出现一个主题，也许会是一个可以连续展开的主题。有关这一部分列举了"动物世界""战斗""封闭的世界"等。

在各类主题中，如果不能持续性地展开下去的话，那心理咨询师可能就需要反省自己感觉到的主题是否是错误的，这一点特别需要重视。在本书的后半部分也列举了各种各样的案例，也阐述了各类主题是如何展开的。也就是说，通过时间的流逝，咨询的展开，来逐步确认这个主题是否是正确的。而且这些主题大多数的情况和主诉或症状有着密切的关系。

4.象征。在本书中有关象征笔者想尽量说得简单一些，仅仅是介绍一下"旋涡"的象征，特别提醒初学者在解读这种象征的时候一定要慎重。河合本身很注重象征的意义，但是我们要警觉的是，初学者们往往连深层含义都不知道，就肤浅地使用象征解释。

以上几点都是河合对我们的提醒，笔者直至今日进行思考的时候仍然觉得受益匪浅，而且这些对于拼贴画心理疗法也非常适用。河合避免了直接套用特定的学派理论，这一点也是极其重要的。箱庭疗法并不只适用于荣格理论，其他的理论同样也可以使用。对于拼贴画心理疗法而言，其自始至终都不归属于任何一个学派，是一种自由的创作，所以也能接受来自不同观点的假设。

通过上文内容的介绍之后，笔者想进一步阐述一下自己的观点。

第二节　评估的基本思路

一、拼贴画作品的特点

笔者把拼贴画的技术特征称为"开放性的设计思想（Open architecture）"（森谷，1990）。一般来说评估方法的原则总是尽可能对任何人都以一个固定的条件来进行。固定的材料、固定的顺序，在此基础上完成固定的评估是最为基本的。这也可以被称为"封闭式的设计思想"。例如罗夏墨迹测试，无论在世界的任何地方都使用固定的图版，按照固定的顺序进行。哪怕一小部分都不允许发生篡改。指导语也是如此。如果不是这样，那么评估的信效度就需要重新考究了。

　　只是我们在使用箱庭疗法和拼贴画心理疗法的时候，不是一直使用固定的刺激材料，而会根据来访者的不同需求提供不同的材料。实施过程也相对自由。与箱庭疗法相比，拼贴画心理疗法在自由度上更为突出，这也使拼贴画具有了优势和劣势共存的特点。也就是说，拼贴画通过偶然的表达会产生比箱庭多得多的可能性。

　　通常，箱庭疗法使用的作为刺激物的迷你玩具都是固定的。这一点非常值得称赞。虽然夏洛特·布勒（Charlotte Buhler，又译作夏洛特·彪勒）在《世界技法》中做了统一，但是并没有得到普及和推广。值得一提的是，正是不固定箱庭疗法中的迷你玩具这个提议才能让每个咨询中心（心理诊所）的玩具都不一样。但是大多数的情况下，只要在咨询过程中不换咨询室，对于来访者来说每次的迷你玩具都是相同的。比如有个孩子，他每次都会使用固定的青蛙，作品完成后会让青蛙回到柜子上，等待下一次的出现。

　　但是，拼贴画比起箱庭就更显得杂乱无章了。原则上，刺激图在使用过后就不能再被第二次使用。下一次再想要用同样的青蛙也不太可能了。通过这点就更显现出拼贴画心理疗法不适合作为评估工具来使用，哪怕真的进行了评估，那么内心一定要明确这个评估标准会有较大的误差。在此基础上，下文所说的也仅仅只是作为大致的评估，请大家注意。

　　拼贴画作品，原本就只是把一堆杂乱无章的东西收集起来，看上去貌似没有任何固定的规定。但是依照以往的经验来说，这些东西虽然错综复杂，但是却呈现出了来访者的特点。在这里需要我们去思考的是，是否有什么办法可以从这个错综复杂的内容中提取出它的意义呢？

　　在关键时刻还是离不开有关箱庭疗法的文献研究所给予我们的启示。也就是说，哪怕箱庭的刺激材料不一样，在心理咨询中，至今为止还没有发生过什么重大的问题和失误。另外我们发现，事实上并不会因为各个诊疗所的刺激物不同而导致评估无法开展。在箱庭疗法的个案研讨会上，作为刺激物的迷你玩具的种类和数量并没有引发任何问题，这可以说是一个非常重大的发现。只可惜谁都没有注意到这一点。

　　刺激材料并不是始终固定不变的。虽然不是同样的物品，但是每次使用前几乎都会集齐类似的物品。我们不能只关注刺激材料，我们关注"选择中"的行为，关注来访者朝着什么方向选择，这就会为我们开启评估道路上"条条大路通罗马"的局面了。

所以笔者希望咨询师们在参考箱庭疗法经验的同时，一起来思考如何解读拼贴画作品。

二、有关评估中出现的量——标量和矢量

当我们开始探讨评估的时候，第一步就是处理如何定义量。希望大家能够注意到，之前在谈到河合的有关箱庭疗法的论文（整合性、空间分配、主题、象征性）时都没有谈及"量"。

笔者认为在评估中"量"占有重要的比重。在讨论到"量"的时候，笔者想起了高中时数学课里的标量和矢量这两种判断标准。

标量指的是身高、体重、金额等可以单纯运用于加减乘除的量。在拼贴画中，图片的数量、面积、所花的时间、重复贴的数量、出现的人物数量等都是标量。这些都可以一张一张地数，进行平均或是分散地统计处理。如果要进行定量研究就需要以标量为前提展开。

另一方面，矢量指的是具有单位和方向的量（图5-1）。一眼就能看到箭头标记的方向，箭头的长短表示的就是量的大小。一般来说矢量无法直接进行运算，需要使用平行四边形法则进行合成或是分解才行。矢量也经常出现在物理学中，速度或是力量的整合就需用矢量来表示。因为矢量的"大小"和"方向"需要同时被表达出来。速度也是一样的，以每小时50公里的速度向东行驶和向北行驶是完全不同的，所以方向具有决定性的意义。

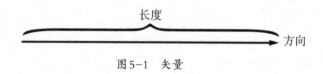

图5-1　矢量

那么在心理咨询与治疗领域是使用哪种量作为评估标准的呢？有关这个问题，好像至今都没有被讨论过。在临床心理咨询与治疗领域，弗洛伊

德使用物理学的力学对无意识和意识两者间的关系进行了思考，这就是我们熟知的精神动力学理论和力比多理论等等。也就是说，弗洛伊德的精神分析归根到底和物理学的力学模型是相通的。如此一来，心理就不再是抽象的，而是可以看成"内心的动态"。按照这种方式，内心现象就可以比喻成力量的平衡。如果是这样的话，力比多理论的基础就是矢量了。用意识的矢量和无意识的矢量的相互作用来解释，心理力学就变得十分形象了。对于心理咨询师来说，来访者的内心是朝着哪个方向，以什么样的速度在变化是最需要关心的内容。下周会变得有精神些吗？还是会变得更低落呢？这个人是朝向死亡，还是朝向生存？这些都是通过哪种程度的什么样的力量而产生的呢？在对这些内容进行描述的时候，比起标量，矢量更为合适。也就是说，心理咨询师在确认来访者的"内心的变化"的时候，在心理咨询师头脑中浮现的是矢量的话就更为合适了。

有关弗洛伊德在《精神分析入门》中提到的错误行为，如果用矢量的概念来解释的话就变得更加容易理解了。例如，弗洛伊德在谈到失败行为时说到，我们内心有妨碍的意象和被妨碍的意象同时存在，"当这两种不同的想法相互干涉的时候，其结果就导致错误行为的发生"，如果把这两种力量用矢量来表示的话就很显而易见了（图5-2）。但是，在弗洛伊德的论文中从未见过"矢量"的叙述。不过值得注意的是，弗洛伊德的描述只是"方向"（就像字面意思一样，"内心的方向"），并没有描述过"量"。用语言很难表达出"量"，如果用语言表达量的话只有"一点""仅仅""很""几乎""非常"等选择。语言没有办法表达出更微妙的"量"。笔者一直都很疑惑，为什么弗洛伊德不使用矢量呢？偶然的机会，我们发现答案出乎意料的简单，那就是因为在弗洛伊德的时代还没有出现矢量的概念。

汤川秀树（1977）（Yukawa Hideki，1907—1981，日本理论物理学家，理学博士。1949年首位日本诺贝尔奖得主——译者注）曾对矢量的由来做了如下的解释："矢量是一个经常使用的单位，矢量的出现是理所当然的，虽然曾以为这是从远古开始就被使用的单位，但是事实并非如此"。

117

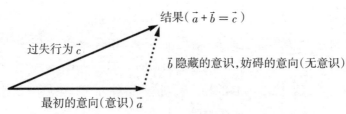

过失行为($\vec{c}$)＝最初的意向$\vec{a}$＋隐藏的意向$\vec{b}$

图5-2　弗洛伊德的过失行为的矢量表现

矢量最早出现在以统计热力学著称的、被称为美国小牛顿的J.吉布斯（Josich Willard Gibbs）1880年在耶鲁大学的讲义中。在他的讲义中我们发现了他在力学中使用矢量，这可能是有关矢量的最早记载。在吉布斯以后矢量概念被广泛使用，英国的力学教科书中也开始普遍出现了矢量。

那么，我们不得不思考的是，在心理咨询与治疗中哪个单位更为贴切？所以当我们考虑到是标量或是矢量的时候，不得不说答案应该是矢量。那是因为所有人的行为都必须从意义和方向两个角度来考虑。所谓意义，梅达特·鲍斯（Medard Boss，1957）仿照弗洛伊德作出了以下的解释："心理活动在流动中的由来、意图、方向、定义。"就像现象学中所说的，意识是具有指向性的，意识总是朝着某个方向的。这样看来，可以同时定义意义方向和大小（单位）的单位，就是矢量了。

读者可能会联想起评定量表（图5-3）。经常使用的是5点量表和7点量表，这是包含方向和大小的量。矢量也是一样的。只是不同的是，矢量可以变成标量化的数据。也就是说，如果用数学来看的话，相当于矢量的绝对值。如果变成标量后，后者容易开展统计学计算。在心理咨询的过程中，虽然我们并没有必要把它数值化，但在咨询过程中我们需要关注，和以前相比来访者攻击性是变强了还是变弱了。这不一定需要换算成绝对数值，我们虽然不刻意强调，但作为心理咨询师也必须牢记心中。在这里，笔者并不是提出了一个新的概念，只是把谁都知道的内容变得更为明朗化而已。

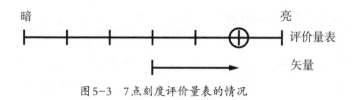

图5-3　7点刻度评价量表的情况

三、制定判断标准的刻度单位

在评估的时候，首先需要做的是设定作为判断标准的刻度单位（尺）。在自然科学界，从古至今就有各种不同的刻量单位，比如说长轴、重轴、时间轴、湿度轴、亮度轴、音量轴、色彩轴、风力轴、风向轴、压力轴等等，数不胜数。最近，由于日本大地震（2011年3月）的影响，测量核辐射的工具受到了关注，现在随着需要，各种不同的刻度都在被逐一开发出来。在早期，这些测量工具的信效度都很低，误差也非常大。但是随着研究的深入，对于一些精密仪器的测定也变为可能了。

心理学领域是否也能制定像这样的测量尺度呢？在制定尺度的时候我们可以参考荣格的向性理论。梅耶尔（Carl A. Meier，1975）把弗洛伊德和荣格心理学的特征归纳为极性的法则。这是把心理表达分为两个极，并尝试把中间的每个心理现象进行定位。梅耶尔（1975）在《意识》这本书中对"意识的结构"进行思考时说道："'自我'，就好像是雅努斯（Janus，又译作双面神）的头一样，具有对称性……在这个时候，千万不能忘记，所有的条件都是共存的。当然反过来说也是可以的……在此基础上可以任意地增加……"比如说"这个、那个""主观能动因素，也就是意志，非主观被动因素，比如说狂热""生产的，接纳的"等等这样成对的概念。我们可以模仿梅耶尔这样的做法。

在心理学领域，为了制定评估量表，首先需要确定的是可以进行测量的评估轴。在制作过程中，我们一方面可以参考弗洛伊德和荣格的理论。另一方面也可以从各自的经验参考选择已经开发出来的评估量表。

在此我们首先尝试的是制作了一套具有两极性的评估标准，并且参考了梅耶尔的"在此基础上可以增加""可以共存"的理念，根据需求随时增加。但是我们不得不注意的是梅耶尔并没有明确如何处理"量"。因此

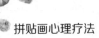

笔者提议根据梅耶尔的理论，放入量的概念，也就是说放入矢量的概念。梅耶尔虽然有谈到能量或是强度，但是并没有提及矢量。

所以在我们考虑再三后制作出来的评估标准需要适用到每个作品。这并不是说把所有的评估标准代入所有的作品进行评估，而是需要用到最适合的地方，也就是最能够把作品的特征凸显出来。如果是不明确的、不清晰的评估标准，就要被舍去。最适合、最优质的评估标准或许依不同的个案而有所不同，但是随着时间的推移，我们要能够找出其微妙的变化。河合（1971，1975，1994）在谈到《箱庭疗法》的主题的时候说道："如果我们在众多主题中选择的那个主题最终让你难以继续展开下去的话，就说明，心理咨询师需要反省自己所确定的主题是否是错误的。"也就是说，好的评估标准是随着时间的变化持续使用的，个案的变化过程可以以量化的方式被详细地标注出来。若随着时间的推移，无法作出量化记录那就是没有任何意义的，同时也证明了心理咨询没有进展。换种说法，是否是为心理能量（力比多）准备的评估标准，是动态评估标准与非动态评估标准的区别。

这就好像我们想要了解天气情况的时候，该去选择温度计、湿度计，还是气压计呢？我们需要找的是能够捕捉到天气瞬息万变的仪器。云的颜色和形状也能够给出提示，但问题是这又是否具有信效度呢？

一直以来，就像罗夏墨迹测试那样，要求把所有的测试结果都用统一的标准进行解释，即使有克洛普弗法（Bruno Klopfer）和埃克斯纳法（John.E.Exner）的不同。但是拼贴画的话，要找出一种统一的分类方法是相当困难的。就因为这样，笔者更认为需要可以适合每个作品的判断标准，哪怕是一个非常粗糙的、只有一根标尺的判断标准，也是非常有必要的。

但即使这样，某个作品使用什么样的判断标准去评估，依旧是非常困难的。为了理解判断标准本身所含的心理意义的内容，不可否认，心理咨询师也必须要经过一定的训练。

我们建议，由于判断标准是临时性的，可以根据新的状况随时增加判断标准。如果出现了和至今为止完全不同的新的风格的作品的话，为了评估，就需要去找新的判断标准，并且有必要思考这个标准是否适用。如果这是自己独创的，是至今为止所没有人发现的新的判断标准的话，那将是一个非常了不起的发现。

第三节 作品的评估——各种各样的判断标准

在此笔者尝试把自己想到的所有判断标准都进行一个列举。笔者认为在初期不需要去思考得太严谨，只要慢慢地把内容精简出来即可。上面所讲的就好像河合的点评一样"至少先记在心里"。

自我像（为什么，在什么位置）

时间轴（过去、现在、未来）

空间轴（上—下，左—右，近景—远景，窄—宽）

女性化的—男性化的

母性的—父性的

节奏慢—节奏快

能量低—能量高

主动的—被动的

冷—暖

善变—恒久

暗—亮

身体—精神

具体的—抽象的

丑陋的—美丽的

被害—攻击

安静—喧闹（声音的意象）

孤独—共存

无序—有序

植物性—动物性

这里的世界—彼岸的世界

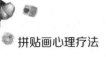

首先，笔者把能想到的这些都列举出来了，之后还是可以追加的。

如果把这些带入之前河合的箱庭疗法的解释中的话，就可以发现河合使用的也是这样的判断标准。河合没有故意去使用一些难懂的理论，而是使用了日常生活中作为常识的判断标准。我们可以把这个标准沿用到拼贴画心理疗法中。当然不只是在拼贴画，其他的艺术疗法也是同样。

整合性：

无法归纳—归纳

粗犷—细腻

贫穷—富有

狭隘—宽广

和沙的距离近—远

开放—隐藏

战斗—不战

……

除了用这样简单的判断标准，还可以把弗洛伊德和荣格的理念简明扼要地糅入判断标准中。如果是这样的话，那就有必要学习其理论知识，在充分理解的基础上去进行。例如弗洛伊德的判断标准：

意识—无意识

性本能—死本能

超我—本我

也可以把荣格的理念加进来：

内倾—外倾

思维—情感

感觉—直觉

父性—母性

阿尼玛—阿尼姆斯

阴影—面具

儿童—老人

混沌—曼陀罗

亦或者可以借鉴第六章埃里克森（1959）的发展图示：

基本信任—基本不信任；自主—羞怯和疑虑；主动—内疚；勤奋—自卑；自我同一性—角色混乱；亲密—孤独；繁殖—停滞；自我整合—绝望。

拼贴画心理疗法就是可以这样自由地结合各种不同的学术背景。除此以外，罗夏墨迹测试、TAT的理念等等也可以融入进来。

虽然咨询师可以使用至今为止积累起来的自己的判断标准，但是笔者提议可以在此基础上进行拓展。如果既喜欢荣格理论，又对该理论掌握得非常熟悉的话，那么就可以先以荣格理论为判断标准。但是当发现这些判断标准都不够充分的时候，则需要根据情况补充和寻找更适合的标准了。

第四节　有关判断标准的意义

针对之前谈及的判断标准，再简单地解释一下。上文所提到的判断标准只不过是一种假设，并没有经过仔细推敲和精简，甚至有些内容意图不明确，仅仅只是把一闪而过的想法进行了列举。今后随着心理临床经验的积累，有必要制定出更为精准的判断标准来。就像梅耶尔所说的，我们可以尽可能地去增加标准，然后也可以去参考弗洛伊德或是荣格的理论。下面将针对各个判断标准的心理学意义进行说明。

一、自我像是什么，在哪里？

在拼贴画中会出现表达自我和不表达自我的情况。如果知道哪个是自我，那么就容易进行解释了，因为自我像可以作为一个中心的角度来纵观全局。

但是，不要擅自去进行判断。即使基本可以确定哪个是来访者的自我像的时候，也要向来访者确认"这里面有你吗？"问过后你会发现，有的情况会和心理咨询师所想象的有所不同，当然也有一致的情况。大前（2010）是以这样的方式进行询问的："在这幅作品中，主人公是谁？"

会有与来访者意象相似的人物在作品中登场，心理咨询师在看到这些照片或者图画被贴上的时候，会直觉地判断这就是来访者的自我像。但

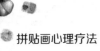

是，来访者否认的情况也并不少见。来访者的自我像并不一定是人物，也可能是角落里的植物、动物，甚至是物品。男性把女性作为自我像的也不少见。因此，一般情况下推测出的结果往往会不对，笔者也常常感到自己推测得很不准。

当来访者作品中出现的自我像和心理咨询师所推测的来访者的自我像是一致的时候，那就可以大致认为心理咨询师至今为止的判断中没有出现错误。但是，当我们发现不一致的时候，那该怎么办呢？通常我们认为那是因为心理咨询师不成熟，以至于没能够做出正确的判断。但是，我们不能就因此而武断地认为心理咨询师的判断是错误的。因为，通常咨询师是通过咨询中来访者的态度、容貌等综合地考虑，最后确定拼贴画作品中这个人物应该是来访者的自我像。但有可能来访者告知咨询师，他的自我像是另外的人物或者物品。当来访者把作品中的其他人物或者物品看作是自我像的时候，我们首先需要接受心理咨询师和来访者对自我意象的认识不同。其次我们需要关注，通过咨询，这个不一致会发生什么样的改变。来访者有可能通过咨询而使自我像发生改变，变得和咨询师想象的人物或物品一致，也有可能在之后的咨询中，咨询师最后发现来访者所说的的确是正确的。

就和TAT测试一样，我们也可以让来访者通过讲述拼贴画作品中的自我像（主人公）是谁，在做什么，什么时候，之后发生了什么样的事情等，来讲述他们的故事。

二、时间轴（过去—现在—未来）

当我们专心致志地制作拼贴画的时候可能不会意识到作品中的时间性，但是当作品完成后我们可以发现作品中会出现时间的表达。当被咨询师询问道"这个作品表达的是什么时候？是现在、过去，还是未来？"的时候，我们会突然觉察，然后去思考究竟表达的是什么时间。大多数人的作品表达的都是当下这个时间点，相比较而言从现在往未来的表达内容也会偏多一些。其中，也有可能表达的是遥远的未来。或者是有人回想起自己儿时的内容进行拼贴画制作。

大多数年轻人的表达中，过去的时间是短暂的，未来的时间是漫长的。但是如果是老年人的话，则恰好相反，有可能表达未来的时间是短暂的，过去的时间是漫长的，因此老年人呈现得更多的是过去的意象。而儿童所呈现的往往是现在，他们比较难以表达过去或是将来，对他们来说时间的宽度比较狭隘。

有人会说："这一部分是现在的自己，这一部分是过去，这一部分是将来"，那咨询师可以紧接着问："那是多久的过去和多久的未来呢？"也就是说不仅是明确方向，还需要加上量来进行提问。于是来访者可能会告诉我们："大约是三个月前和十年以后"，那么咨询师就可以根据之前所提到的内容在自己头脑中想象一下下面这个评估尺（图5-4a）。

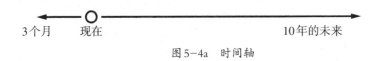

图5-4a　时间轴

如此，我们可以清晰地了解到来访者所思考的是这样一个宽度的时间内容。

有这样一位母亲，在集体制作作品的时候，用折页广告完成了菜肴的作品，她解释道："我急着要回家给孩子做饭。"这个时候的时间轴就如下图所示（图5-4b），没有过去也没有未来，只是被眼前的问题，也就是孩子的事情所困扰的人的时间轴。

如此咨询师在头脑中用箭头表示时间的方向，通过轴的长度来表示时间的量，就很容易想象了。

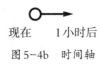

图5-4b　时间轴

通常来说，拼贴画作品相对于箱庭作品，时间轴会是一个更为敏锐的指标。那是因为杂志和广告里的图片或者照片中更能够清晰地表达出婴儿、幼儿、儿童、青春期、成年早期、成人、老人等年龄的差异。不只是

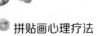

人物，甚至是衣服、书籍、玩具、房屋、小物件等等都包含了年龄及其时代背景。与箱庭疗法使用的迷你玩具所表达的年龄局限性相比，我们更惊讶于拼贴画对时间的丰富表达。

从小学高年级的作品中，我们很容易发现孩子是处于青春期尚不成熟的心理状态。而成人表达出来的作品（请参考图6-18），和仍然带有儿童色彩的作品是很容易被区分出来的。

当一幅作品中把过去、现在、将来都表达出来的时候，很可能是想要整理自己的整个人生。

另外，我们也知道随着心理咨询的深入，时间轴会发生变化。当我们发现来访者的作品开始呈现低龄化的时候，很可能是来访者发生了退行（图7-4）。当然，我们也可以观察到来访者突然在某个时间发生变化，开始向未来发展了。

三、空间轴

拼贴画不仅仅可以表达地面上的形象，同时也可以表达地下、海底、宇宙万物（参见图6-11，图7-2，图7-10）。但大多数情况下，我们可以发现作品会更倾向于表达地面或者地下中的某一项。如果是这样的话，那就可以对照我们熟知的空间象征。

我们可以发现拼贴画作品中有倾向于表达天空的，或者是没有天空只有室内场景的，甚至是只有海外风景的作品。那我们就需要去思考，什么样的空间轴可以帮助我们理解。在前文已经叙述过了，可以用轴的长度来表示在这一轴上的距离。

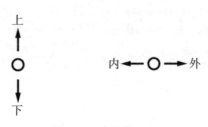

图5-4c　空间轴

但是，一般来说在拼贴画中，左右轴是很少能够作为参考的，那是因为在一般宣传册中的汽车总是朝着左面的多，我们无法像箱庭那样自由地控制左右的方向。只有在考虑到这些限制因素以后，我们才可以参考使用左右的空间象征。

四、近景—远景

有些人喜欢把大型的物体或人物贴在画面的中央，有些人则相反，喜欢把细小的部分贴在画面的中央，也就是说拼贴画作品中呈现出让人感觉有震慑力的意象和遥远意象两种。这主要是距离的远近所导致的，有人可能是太靠近而无法控制距离，也有人是离得太远；也会有人无法控制放大和缩小的范围而直接贴上。这有可能是在选材的时候没有遇到合适的大小而不得已才做的选择，但同时也表达出了来访者难以控制距离，或无法确定焦点的可能性。当然咨询师不能只通过一个作品来下定论，只有当我们看了一系列的作品后，才能够做出相对准确的判断。这与风景构成法等是异曲同工的。所以笔者在使用拼贴画心理疗法的时候，不仅需要为来访者提供放大的素材，也需要提供缩小的素材。河合在箱庭疗法中提到，对尺寸比较在意的人会有强迫倾向，这个观点也同样可以运用到拼贴画心理疗法中。同样的，强迫的不仅仅是尺寸，剪切图片、粘贴的方法、粘贴的位置等等都可能表达出来。

五、男性—女性

男性、女性轴是贯穿整个人生的，特别是在青春期的孩子的作品里，这点是非常重要的。

一般来说我们通过作品可以立刻判断出制作者是男性还是女性（参见图6-5，图6-6等），哪怕是幼儿的作品我们也能够区分。相反，如果我们发现作品性别不清晰的话，也许可以推测存在性别同一性的不确定性。当然有很大的可能是因为我们的备选材料太少了，而导致了这样的结果。总之，我们更需要慎重地判断。

还有更重要的是，拼贴画作品中是否有异性登场有非常重大的意义，一般来说什么场合出现什么样的异性都具有重要的意义。另外自我和异性的位置关系也是一个重要的判断标准。青春期的作品很有可能出现贴满了

127

异性图片的作品。这很有可能是异性形象过大，而发生导致无法自我控制的情况。

六、运动轴

有人会只使用静止不动的剪切图片，相反的也会有人表达激烈的运动（参见图6-5，图6-7，图6-11，图6-13）。这也会反映出制作者的活力和身体节奏，这与年龄也有着密切的关系。像中学生或是高中生的作品，为了表达激烈的运动，会在作品中尽量填满汽车或是摩托车。但是随着年龄的增长，我们发现像这样激烈的运动能量会逐渐减弱（参见图6-22）。我们可以通过作品找到有几种运动，并且都以怎样的量表达出来。

评估运动表达的重要之处在于当事人是否处于抑郁状态。处于抑郁状态的人运动会比较贫乏，躁狂状态的人则会加入不一般的运动表达。同理，缄默的人的作品，一般不会出现运动，并且运动也会根据剪切图片的方式构造而表达出来。比如说有一个缄默的孩子的拼贴画作品，他就把粘贴的切片像瓦片一样重叠起来，或者表达出拘谨的动作。同样的，可以看到在患抽动症的人的作品中，运动冲动与抑制两者间的对抗会被同时表达出来。

抑郁状态在进入恢复期的时候，可以通过运动状况的变化来判断（参见图7-13）。虽然有时会出现和运动轴相重复的地方，但是可以推算能量的多少。能量包括激烈的能量和静止的能量两种。静止的能量的典型就是曼陀罗，曼陀罗在有序的结晶构造中保存着能量。比喻成热能量论的话，曼陀罗是熵（entropy）的最小构造。也就是说这个有序的能量，在未来是可以被利用的、品质优良的能量。当然我们必要区分出可以在生产活动中被灵活使用的、品质优良的能量，和杂乱无序的、只有破坏作用的、无法使用的能量（熵最大）。

七、庄严的、美丽的—杂乱的

小心翼翼制作的具有美感的作品，和毫不在意的作品，都可以反映出制作者的人格特征。常见的是年轻女性总是热衷于把作品做得尽善尽美，相对而言，男性的作品就显得无所谓。女性的话，非常在意颜色的协调组合，男性则几乎没有人注意到这一点。女性因日常服装、化妆等磨炼了对色彩的感觉，这些反映到作品中的时候，作品就容易显得明亮和鲜艳。男性则几乎不表达出对颜色的关心。我们通过男性的服饰，可以看到它们几乎以灰色为主，而且缺乏多样性。

这个轴和"人格面具—阴影"有重复的地方，也就说越深刻关心自己的内心问题，反而越会深刻地关心"面向社会的自己的姿态"。青年期的人的主要课题是，面向社会自己的姿态会变得越来越重要。比如大学毕业找工作，我们有必要向社会展示一个已经不同于学生时代的，作为一个社会人进行重新整合后的自我。在这样的情况下，就有可能出现把流行和宝石类的剪纸大量地粘贴出来的情况。

与此相反的是，也有想要挖掘自己内心欲望的人群。这种情况的话，我们认为对他们来说，阴影比人格面具更具有吸引力。

八、有意义的—无意义的

这是在评估精神病患者时必须要有的轴。例如有位患者粘贴了女性图片的时候，不一定是作为人物或是有年轻女性的意义而被粘贴上的，而是纯粹偶然地顺手剪了一张图片贴上去。或者是像罗夏墨迹测试的异常部分反应一样，只是关注到了剪切的图片中极小的一部分而已。因此面对完成的作品，有可能是他们自己都完全不知道自己想要表达什么。

另外，健康的人在自我防御状态时制作的作品，也有可能无法把其中的含义传达出来给我们。随手选了和自己的人格完全没有关系的东西，什么都行，然后把它们依次粘贴好的话，就成一幅不知所谓的作品了。

来访者制作拼贴画作品很容易出现自我防御行为，因此不难否认粘贴画作为评估材料时缺乏信效度。

然而，面对那种不具有任何信息的作品，并不是拼贴画心理疗法不具有任何意义，而是这是一幅"失去意义的作品"，或是"不想表达任何意义"的作品。

九、切片的构造（内容—形式）

对剪切图片的内容，也有必要进行评估，包括剪切方法、粘贴方法也同样是评估的对象。切片的数量和制作时间将汇总在第六章进行介绍。

河野、冈田（1997）通过了解精神病患者的拼贴画作品的目的，发现："越是轻的病症，他们的素材选择和剪切的'内容'会包含有越多的投射要素。越是精神分裂症等重度的病症，从他们的'形式'构成的要素里，可以越多地反映出病理的特征。"冈田并没有强调精神分裂以妄想型和瓦解型而被周知，妄想型主要是对内容进行投射，而瓦解型则更容易对形式进行投射。

对于精神分裂症患者而言，大多数切片的内容并没有具体的意义。因此他们中的有些人会把人物倒过来粘贴，或者对某些细节赋予自己的定义。因此在空间图示或者自我像方面，都不能按照上述的评估标准来判断。这也是理所当然的了。所以每次遇到这样的情况时，以什么作为判断标准就更加需要慎重了。

十、其他

最理想的评估是，每次根据需要增加判断标准。

最近笔者添加到这张列表的是，"这里的世界—彼岸的世界"的评估标准，这是在给老年人和临终患者实施拼贴画心理疗法时所添加的。

临终患者的作品主要表达的是，往返于现实世界和彼岸世界两个世界的作品。这里的世界是食物、人物和日常风景，与此相对的是远方荒凉的风景。当我们把这理解成远离这个世界的彼岸的世界，也许就很容易接受了。当然，如果食物给我们的意象是类似于供奉佛祖的东西的话，那就可以成为"彼岸的世界"的判断标准了。

另外，"身体—精神"是帮助我们明确了充满肉体表达的作品和几乎无法感受到肉体性的作品的判断标准。特别是青春期、青年期的来访者，由于伴随着对身体的关心程度加深，会出现大量的拒绝肉体性、消除肉体形象的作品，也就是非常抽象的作品会居多。当我们遇到进食障碍的案例的时候，这个特征就会变得非常明显。在这里，"植物性—动物性"的判断标准与此重合。

有时候，我们还会需要"寂静—喧闹"的判断标准。拼贴画作品是依靠视觉意象的，这时如果我们把意象转换成声音的话，也许会获得意外的收获。例如，像缄默症病人，常常伴随着动作的声音都被切除了。但如果作品中被粘贴了鸟的情况的话，那就有可能是他想要表达鸟叫声。相反的，如果是声音抽动症（Tics）患者的话，那也许可以推测会出现执着于发出声音的作品。

除此以外，根据各种不同个案而让其拥有自己特有的判断标准，这也可以说是新的发现。

第五节　根据主题的评估

在拼贴画中经常会出现的几个主题，笔者将在第六章中参循埃里克森的生命循回轴进行详细讲述。

第六节　症状的评估

在心理临床中，重要的是被称为主诉的烦恼咨询。根据这个主诉，让我们思考会有什么样的作品表达出来，这可以让我们得到各种各样的提示。比如，以拒绝上学和抑郁症状为主诉的个案，它们会以什么样的形式表达出来呢？笔者将在第七章中详细讲述。

第六章 拼贴画作品以及心理发展课题的主题

拼贴画心理疗法适用范围很广，从幼儿到老人都适用。此外，不论是普通人，还是神经症患者、精神病患者、重度的身心障碍患者，都适用。适用范围分布如此广的技法除了拼贴画心理疗法之外，实在不多见。

在第五章的评估中也有提及，对于拼贴画作品的评估，时间轴是非常重要的。在本章中，笔者将会从"生命周期"这一视角来统观人生全局，当中也会尝试给作品进行定位。

至今为止，统观整个生命周期的人格发展理论中，在心理临床实践上可以作为参考的阐述并不多，目前而言，以埃里克森的心理发展图表为参考体系，是最有效的方法。

第一节 埃里克森的社会心理发展理论概要

表6-1是埃里克森（1959）的社会心理发展图表。这个表格以弗洛伊德的精神分析发展理论为基础，由埃里克森发展并加以修正。最近学界对于这个图表的回顾比以前少了，但从心理发展的角度出发，可以替代这个图表的理论至今尚未被提出。它没被灵活广泛应用是因为这个图表对于初学者而言，很难理解其意义。并且，如果没有许多病例以及多代人的案例去证实其说法，也无法看懂这个图表的意义。拼贴画是表达时间可贯穿人的一生的极其罕见的技法，因此以拼贴画作品为基础去解说的话，可以促进对埃里克森思想的理解，也可以借此机会了解这个发展图表的意思。

表6-1　埃里克森心理社会发展八阶段图表(西平、中岛,2011)

	A	B	C	D	E
	社会心理 危机	重要关系的建立 范围	与社会秩 序相关的 要素	社会心理样式	心理发展阶段
I	基本信任 VS 基本不信任	母性式人物	宇宙秩序	得到 作为回报的给予	口唇=呼吸器官 知觉=运动感觉 (结合样式)
II	自主VS 羞怯和疑虑	父母式人物	法律与 秩序	保持(继续持有) 放手	肛门=尿道,肌 肉;保持=排除
III	主动VS内疚	基本的家庭成员	理想的 社会原型	制作(=追求) 模仿(=游戏)	幼儿=性器官 移动 侵入式—包含式
IV	勤奋VS自卑	附近的邻居 学校	技术要素	制作事物(=完成) 与谁一起制作	潜伏期
V	同一性 VS 角色混乱	同年龄层的群体 以及其他群体 领袖能力的模型	意识形态 的展望	自我的形成 (尚未形成) 与他人分享自我	青春期
VI	亲密VS孤独	友谊,性,战争 合作伙伴	合作和竞 争的模式	在群体中迷失自己 找到自己	性器性欲
VII	繁殖VS停滞	劳动分工和 家庭内部分工	教育和传 统的动向	照顾他人	
VIII	自我整合 VS 绝望	人类(mankind) 我的种族 (my kind)	智慧	以迄今为止的生活 方式活着以及直面 渐渐会不存在(死 去)的事实	

　　首先,简单地说明一下埃里克森的发展图表。这个图表阐述了婴儿从出生开始,如何与周围的人相遇,并形成自我的状况。

　　第Ⅰ阶段:出生后1年左右(0—1岁)。埃里克森把这个期间的发展课题称作"基本信任的获得"。用专业术语来说,基本信任—不信任这一对立轴是这个时期的特征。婴儿生存下去的一切都依赖于他人,在这个时期,"是否被充分保护着而来到这个世上"对于婴儿的将来有着很大的影响。婴儿在接下来的生存中,拥有"是被允许安心地活下去的""这个世界是值得信任的""自己是值得活下去的"这样的基本信任感是很重要的。不过在这个时期，由于虐待、疏忽（遗弃）等，会导致个体无法拥有基本信任感。基本信任感的欠缺状态常见于精神分裂症患者的发病期，彼时，他们觉得自己的整个世界都坍塌了，谁都无法信赖，被大家遗弃了，丧失安全感。

在心理治疗的初次面谈时，最重要的是建立心理咨询师与来访者的信赖关系。人际关系的建立跟婴儿期的基本信任感有很大关系。有些人很快就能与他人建立亲密的人际关系，也有些人很难建立，亲密的程度也因人而异。运用拼贴画心理疗法时，思考来访者在作品中如何去呈现基本信任感与人际关系建立问题是很有必要的。关于这点，观看精神分裂症患者的作品，应该就可以理解。判断的标准是是否有活力地与这个世界接触的方式，对世界的理解、世界的秩序、构成，以及统合性等。

第Ⅱ阶段：幼儿期前期（1—3岁）。这个时期的发展课题是"自律性的获得"。这个时期的问题是父母与子女间的冲突关系，主要围绕如何上厕所等管教问题。也就是说，随着婴儿的成长，社会以及父母会开始要求他们自己的事情自己做。幼儿渐渐地被强迫调整自己的身体动作以及需求去迎合社会。这时，在接受父母和社会的要求，以及表达自己的需求之间，如何去保持其中的平衡是很困难的。有些孩子会过度迎合父母以及周围的期待，也有些孩子则完全相反。这个时期比较多的症状是夜晚遗尿、口吃等围绕身体自律性的问题（保持—放手，即压抑住还是释放出自己的欲望），强迫症也会在这个时期出现。

思考这些问题如何在拼贴画作品中被表达出来是很重要的，即思考欲望和冲动是通过怎么样的方式被解决。夸张地说，以"一丝不苟、仔细—杂乱无序"，和"压抑顺从—释放欲望"为轴被表达出来。

第Ⅲ阶段：幼儿期后期（3—6岁），主要对应的是幼儿园时期。这个时期的发展课题是"主动性和内疚的获得"。这个时期，个体建立了一定程度的主动性，也开始拥有自己的意志，于是在这个阶段会因社会期待而去决定"我将来需要成为什么样的人"。在这一时期，孩子会开始向父母学习未来的生存模式。孩子会认识到父亲与母亲的角色差异，而这些角色也与未来的自己开始重叠。男孩会模仿父亲的角色，掌握一些男子汉的生活方式；女孩则会模仿母亲的角色，学习一些有女人味的生活方式。即性别角色区分明显。弗洛伊德把这个时期称为"性器期"，埃里克森则把它表达为"侵入式—包含式"。

咨询师在看到拼贴画作品的瞬间，可以非常直观地判断出这是男孩还是女孩的作品。但是要解释具体哪里不一样，又意外地很难。侵入式是指"通过身体的攻击，侵入到他人之中"，或"通过攻击性的言语，侵入对方的耳内"，或"通过发散精力的运动，侵入到他人的空间里"，或"通过燃烧般的好奇心，侵入未知的领域"等。的确，在拼贴画作品中，男孩的作品通常比较会选用角、剑一类端头带尖的素材（参见图6-5）。另外，与女性作品相比，男孩偏好激烈运动着的交通工具。女孩的作品会选择一些"可爱"的角色（参见图6-6）。可以将这些都称做"被动的积极性"。根据经验而言，男女作品在非常早期就可以看出差别。

第Ⅳ阶段：小学生时代（6—12岁）。6岁以后，很多的国家都认为是个体开始接受教育的最佳年龄。这一时期，孩子进入小学，开始过着集体生活。根据弗洛伊德的人格理论，人格的核心部分到此阶段（第3阶段）大致确立了。在那之后，虽然还是孩子，但是已经开始作为一个独立的个体活动，可以离开父母的身边，独当一面地参加社会活动。所谓的"参加社会活动"是指与相当于父母作用的老师和朋友建立基本的信赖关系，安心交往的能力（第1阶段）。另外，一定程度上可以自己控制自己的身体，也可以一个人上厕所，听懂老师的指示在座位上坐好，还可以适度地满足自己的需求（第2阶段）。在与朋友的关系中，把握好自己的角色（作为男孩，或女孩，或孩子的角色），并在集体中发挥它的作用（第3阶段）。只有完全通过了以上的三阶段，个体才可以适应学校的生活。通过了这些阶段的孩子们适应了新的社会状况，吸收新知识（第1阶段，信赖他人，从对方那里汲取营养），从而成长。埃里克森把这个阶段的特征，以"勤奋—自卑"为轴来理解。这个阶段既没有太大的人格发展课题，也没有大的混乱，处于一个相对比较稳定的状况。弗洛伊德把这个时期称为"潜伏期"。

可是如果个体没有顺利通过这三个阶段，就会出现对老师和学校抱有

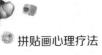

恐惧，而无法去学校（第1阶段），或者会无法适应集体生活中的基本规定（第2阶段），又或者由于无法担任朋友中需要的角色，而无法融入集体（第3阶段）等以上这些困难。如若此，个体在这个阶段会出现如拒绝上学、霸凌、学习困难等问题。

以上的四个阶段是埃里克森的发展图表的前半部分。

后半部分开始是第V阶段：中学以及高中时代，即青春期（12—20岁）。埃里克森把这个时期称为"自我同一性（identity）的获得时期"。"我是谁？""确信自己可以清楚地了解自己在现实社会中的定位，并将这样的人格持续地发展下去"，建立以上的人格是这个时期的课题。即，这个时期发展的课题是"自我同一性"（sense of ego identity）。在这个时期，身体会由孩子发育到大人的体格，身体的意象发生了很大的变化（参见图6-11，图6-15）。对于自己到底是孩子还是大人，个体会产生混乱，这又会形成想早点变成大人和不想长大两种思考方式。这个时期，个体会出现强烈的性欲望，与此同时也有了要如何控制这种欲望的烦恼（参见图6-13）。如何处理与异性的关系成为了这个时期的现实课题。作为未来自己在社会中的定位，必须决定升学，还是就业或其他等等。社会渐渐地要求青少年们需要进行自我决定。但是做这样的决定又非常困难，经常会发生无论如何也无法决定的情况。即，延缓（moratorium），角色混乱。男孩女孩的拼贴画作品中，都会出现一些都过度强调男性或者女性的作品。表达对他人关注的敏感的作品变多了（参见图6-8，图6-15）。另外以寻找自我为主题的作品也越来越多。从这个时期的作品中可以看出，青年是否有对未知的世界有兴趣，并进行探索的倾向。世界正快速地向他们展开（参见图6-12）。

第VI阶段：成年早期阶段（20—24岁）。埃里克森把这个时期的课题称为"亲密—孤独"。这一阶段的课题是，如何与跟自己不同的人建立良好的关系。为了达成这个课题，需要不过于主张自己，能谦让对方。究竟能保持自己多少，谦让对方多少呢？这需要有自我放弃的能力。但是谦让对方也很可能导致自我同一性的丧失。

这里的亲密性是指与对方的一体性，具体是指恋爱，结婚。与自己不同的人（异性）慢慢接近，并结合为一体。通过"结合为一体"，就能进入到与自己不同的世界。这里具体指的是获得伴侣。个体在感到高兴的同时，也会引起很大的不安。实际上，通过恋爱、结婚，有人扩大了自己的世界，也有很多人因此而迷失了自己。既不迷失自己，又能实现与对方的一体性，成长为一个成熟的新的人格，这的确是个很困难的课题。

这里想要提醒的是，亲密性的获得不一定要通过结婚，它还有着更广泛的意思。为了实现人格的成熟，不要封闭在自己那个狭小的壳里，跟拥有与自己不同人格、不同志向的人进行深入的交流。这不仅仅是指结婚，也意味着拥有一位伴侣，这个人与自己有着很深的羁绊，并可以携手走向未来的人生。作为成人要生存下去，就不能是自己单独一个人，而是要与他人结成伴，并负起责任去经营这段关系。

处于社会框架中的青少年要如何表达出冲动跟欲望，在这个阶段的拼贴画作品中有很明显的体现。还有其他问题：关于异性要以怎么样的形式出场，如何去接触，并如何发展与异性的关系，也会在拼贴画作品中体现。很多的情况是不是过度地接近，就是过度地防卫，这种接触不是很稳定。在拼贴画作品中，有很多表达出对于身体上的冲动性的困惑和惊讶，还有在异性问题上是接近还是回避的矛盾（参见图6-17，图6-18）。

第Ⅶ阶段：成年期（25—65岁），这个时期的发展课题是"繁殖（generativity）—停滞"。具体地说就是生育孩子，传承给下一代（参见图6-19，图6-20）。这个时期是人生中最充实也最繁忙的时期。家庭成员渐渐增加，自己的世界慢慢地扩大。不仅是孩子，还有职场上的后辈都需要指导和培养。要教的人越来越多，领域也慢慢被拓宽。个体在社会中承担起越来越重要的地位和角色，而且这样的责任也越来越大。

"繁殖性"不仅是指结婚，或者实际上养育孩子，还可以指通过一些自己创新的想法，去做研究，或者创业并扩大它的规模等。教师指导学生，并持续下去也是繁殖性的课题之一。和青春期不同，这一时期的个体不只是沉浸于想象，还要在实际社会中遵守规则，确实地开展课题。另外，这个时期，个体不仅要照顾自己，还要照顾他人（孩子、家庭成员、后辈、共同体、周围的邻居等等），承担起这个责任，而且这个责任会越来越大（参见图6-20，图6-21）。

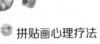

　　这个时期的困难是以夫妻关系问题和育儿焦虑为代表的与后代的关系。有些夫妻虽然结了婚，但彼此的心没有在一起。另外由于养育孩子而产生的做父母的烦恼也很多。孩子很少能按照父母的想法去做。在职场中，处理前后辈们的关系也很困难。另一方面，孩子也非常努力地去反抗父母。对于这些问题，要如何区分并有所应对呢？孩子的行为都会成为父母的责任而反弹回来。随着年龄的增长，个体的活力也慢慢低下，但责任却在不停地加重，因此会引起个体精力缺乏的状况，这是个忧郁症等病症多发的时期。

　　第Ⅷ阶段：老年期（65—死亡），位于人生的最后阶段。埃里克森在社会心理模式中，做了如下的阐述："以迄今为止的方式活着并渐渐直面会死去的事实。"也就是说，总结从过去到现在的人生的同时，还要面对必须从已经习惯的社会中脱离出来的课题。

　　最近在一些临终关怀（terminal care）的机构、社会福利院，开始越来越多地应用拼贴画心理疗法了。从这些作品能够研究老年人的心理状态。作为老年期心理的研究方法，拼贴画心理疗法将是非常有效的方法之一。

　　到这里为止，笔者比较粗略地整理了埃里克森的理论背景，此时再体会一下来访者的作品的话，也许会得出不同的解释。单看一个时期的作品还无法理解的问题，如果从整个生命周期去看的话，就能看到新的意义。

　　可是也要注意不要过度执着于发展理论，理论最终也不过是参考。我们更应该努力通过深刻地解读拼贴画作品，去发现新的智慧。比起理论，作品一定包含了更加丰富的新智慧的可能性。

第二节　拼贴画作品的发展变化——从统计调查的数据来看

　　迄今为止有多个以发展的观点对拼贴画作品所作的统计报告。泷口（1995），山根（1996），岩冈（1998）在鸣门教育大学研究生院的硕士论文中，分别采集了小学生、中学生、高中生的数据。另外，泽田（1997）也有报告过小学生相关的数据。最近，西村（2010）致力于收集幼儿的数据。在这里，想要介绍由岩冈（2010，2010）总结的泷口与山根的论文中基于小学生到高中生的数据，以及泽田（1997）的数据。

拼贴画使用的是B3大小的底纸。关于制作时间，根据泽田的数据：小学生所花平均时间为33分钟。其中，小学低年级是27分钟，中年级是30分钟，高年级是40分钟。随着年级的增长，制作时间也显著增加。

图6-1是在B3大小的底纸上，不同年龄段的人群使用的拼贴素材的数量统计图。其中，小学二年级学生的平均剪切素材使用数是15枚，高中三年级学生的平均剪切素材使用数大约是26枚。整体上看，随着年级的增长，拼贴的素材数有随之增加的倾向（泷口，1994）。

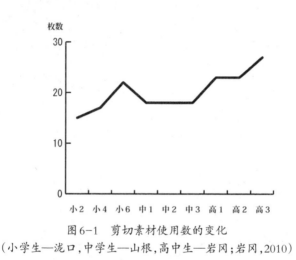

图6-1　剪切素材使用数的变化

（小学生—泷口，中学生—山根，高中生—岩冈；岩冈，2010）

根据泽田（1997）的研究，小学生的平均剪切素材使用数是18.9枚，与泷口的17.9枚接近。男女的平均剪切素材使用数分别是：男生16枚，女生21枚，女生相对更多。

如图6-2所示。虽然重叠拼贴有可能是偶然，但是重叠拼贴这一操作的意图是隐藏一些东西，并表达另一些东西。意味着这是在区别心内之物还是心外之物。从图中可以看出，这样的现象从青春期开始急速增多。在青春期，个体通常开始学会哪些可在人前表达，而哪些又需要向他人隐藏了。在高中三年级学生中，这种现象的出现率高达81%。

图6-3是中心性的变化。拼贴画是许多复杂多样的意象的拼凑。总结这些意象的能力是如何发展的呢？根据图中可以看出，从中学生时期起，

这一能力开始急速发展。

异性图像的出现（男生参见图6-4a，女生参见图6-4b）。在进入青春期后，在异性图像是如何出现这一问题上，男生与女生是不同的。男生在小学阶段还没有想去拼贴异性的图像，可是进入中学就开始急速增加，尤其是中学三年级学生中，有40%的男生开始拼贴异性的图像。女生方面则是在中学一年级时就有50%的人会拼贴异性的图像，进入高中三年级后变得稳定，无特别的增减。

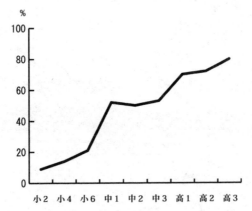

图6-2　各年龄段出现重叠拼贴的人数占比变化
（小学生—泷口，中学生—山根，高中生—岩冈；岩冈2010）

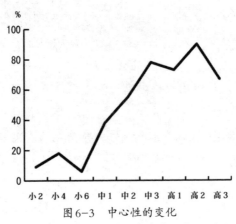

图6-3　中心性的变化
（小学生—泷口，中学生—山根，高中生—岩冈；岩冈2010）

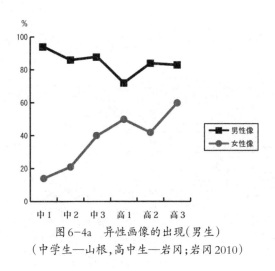

图 6-4a　异性画像的出现（男生）
（中学生—山根，高中生—岩冈；岩冈 2010）

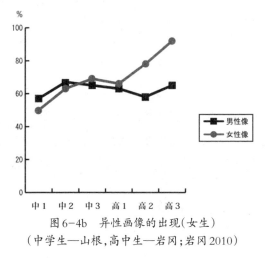

图 6-4b　异性画像的出现（女生）
（中学生—山根，高中生—岩冈；岩冈 2010）

　　根据泽田（1997）可知，小学生作品中异性的出现率是 14.7%。小学生有这样的特征：在成长的同时，异性图像也随着减少。尤其在男生方面，还得出了在高年级时，作品中异性的出现率为 0 的结果。笔者认为这不是因为不感兴趣，反而是因为过于感兴趣而无法表达出来。

　　在小学生的作品中自画像的出现率平均是 61.1%，低年级是 43.3%，中年级是 60.6%，高年级是 74.7%，可以认为年级间存在着显著性差异（泽田，1997）。

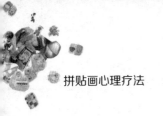

第三节　小学生的拼贴画作品

迄今为止已经发表的早期的论文中，幼儿期的相关研究有芝（1997，1999）的研究。

芝的研究是通过拼贴画的制作，以了解新入学的儿童如何适应学校，并以此作为小学教学的理论依据。

入学3天后（4月12日）的男生的作品中，可以看出，当事人虽然还不能灵活地使用剪刀，但还是努力制作出来了。在这幅作品中，右下角有片西瓜地，西瓜里的房间中住着动物家族，有个猫妈妈在搬运食物。是一幅平静又可爱的作品。可是过了一周之后的4月19日的作品中，作品风格一下子转变了。画面变为一个忍者与大蜇鱼在战斗。从中可以看出：新入学儿童在努力地去适应新环境，从在妈妈保护下的平静状态，一下子转变或投入到"战斗"的世界中。

以下介绍的是由健全人群集体制作的作品。小学生的资料来自于泷口（1995），中学生的资料来自于山根（1996）。由于作品是集体采集的，使用了B3大小的底纸，采集方法是杂志图片拼贴画法。由于没有机会向本人详细地询问他们的想法，因此笔者会尝试通过各种判断轴（在第五章中曾叙述过）去说明。

一、小学二年级男生的"侵入式"作品与小学二年级女生的"包含式"作品的比较

对于图6-5，从时间轴来看，作品的内容大致都是这个年纪的孩子感兴趣的东西。也就是说，时间就是现在。它不表达过去，也不表达未来。时间的范围几乎只限定于现在。在空间上，没有区分上下左右的使用，也没有深度的表达。即只能认识到很狭小的范围里的时间与空间。与图6-5相比，图6-6更能看到内容上的多样性。从时间轴上来看，拼贴着与年纪相对应的内容（女生）以及更加年幼世界的相关内容，如可爱的老鼠家庭（左下），表达了些许过去的和现在的两个时间段。与图6-5对比，在时间上的认识更有广度。而在空间上，与图6-5对比，也意识到了上下左右。

在剪下的特写画面（莲花和郁金香）以及小片的剪纸图片中，也能看到多样性。无法否认这也许是由于素材选取的关系而偶然发生的。可是在处理与对象的距离上，与图6-5对比，更具柔软性。相反，男生的作品中，与机器人的距离是一定的，也就是说它被固定在一个焦点上。

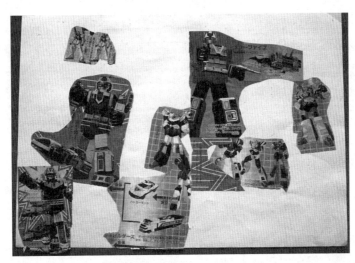

图6-5　小学二年级男生的"侵入式"作品

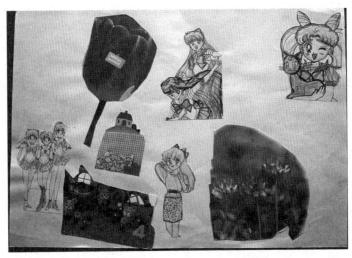

图6-6　小学二年级女生的"包含式"作品

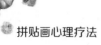

通过比较图6-5与图6-6，可以看出男女间的差异。制作品都已经具备了男女各自的人格，从作品中可以清楚地解读到埃里克森所提到的阶段Ⅲ的E轴："侵入式—包含式"。男生的作品表达出的是尖锐的东西：手、脚、机器人的角、交通工具等，所有的素材都表达出了有侵入倾向的意味。在某种意义上，侵入式与攻击性有重叠的部分。可以说，男生的作品表现出攻击、侵入、杂乱以及精力旺盛的倾向。

图6-6则立刻就可以看出这是女生的作品。右上角的女生抱着一只猫。与男生作品中的素材胳膊是一种侵入的样式相对，女生的则是一种抱入的样式。作品的左下角描绘着三个女生相互之间挽着同伴们的胳膊。男生的是通过激烈的往来而与对方有所接触，反观女生的，则是以一种抱入的样式与对方接触。

此外，从身体动作这个角度去看，男生的作品选择的不是人脸，而是如机器人这样的非生物，面无表情。取而代之的是更多强调了手脚上的激烈动作。在女生的作品中，没有机器人之类的东西，也没有手脚上的激烈动作，而是强调可爱、眨眼、笑容以及俏皮。与此同时也表达出了脸的意义对于男生女生有着非常大的不同。男生是机器人的脸，女生则是伪装可爱的假面，可以说这是由于自身的角色和表情被社会要求着。

二、小学四年级男生的"激烈的动作"作品与小学四年级女生的"各种各样的表情·态度"作品的比较

这两幅作品也与小学二年级学生一样，一眼就可以看出男女生的不同，即可以看到"侵入式—包含式"特征：男生是闯入空间中，而女生正好相反。作品还反映出制作者的性别同一性。

从时间轴来看的话，图6-7男生的作品中出场的人物全是大人（跑步者、赛车选手），还有既不是车和交通工具，也不是玩具，而是大人世界里有的东西，看不到更加年幼世界会有的内容。时间轴上，可以看出制作者正处于走向大人和未来的方向上，即剪切的都是汽车、摩托车这样同类型的东西，以及同一个时间次元的内容，对于同样的东西很执着。

另外关于空间轴，相较于小学二年级生，可以明显地看出，四年级学生的作品在空间上变得宽广了，如选取了国外的汽车、轮船之类的内容。

可是这个空间是指横向上的拓展，并没有表达出纵向上的东西。这个作品的特征是精力旺盛、有激烈的运动、快速的节奏、喧嚣、没有秩序，展现出向着某样东西（特征）接近的方向感。作品中没有任何静止的东西，激烈的速度以及冲动的行动被困在狭小的范围里，眼看着就要从那画面中飞出来一般。从"身体性—精神性"这一轴来看的话，更多的是过度地强调身体层面的东西，却没有看到任何内在的精神层面的东西，且作品中完全没有异性的存在。画面不仅展示出运动，甚至还能"听到"激烈的声音。那个声音并不是人发出的，而是机器发出的引擎声。

　　图6-8是女生的作品，画面被各种人物填满了。从年幼的女孩（右边中间戴着帽子的女孩）到接近大人的更加成熟的女性（右下角入浴的女性），有不同年龄层的人物出现。从时间轴来看，表达的更多是通往未来的方向性。还可以看出想要与更成熟的女性进行性别认同，即与图6-6相比，表达出了更加广阔的时间跨度。

　　从空间上来看，可以看出，制作者并没有区别外在的世界与内在的世界，只对自己所在的集体世界感兴趣。图6-7、图6-8都把空间填得满满的。这意味着制作者精力旺盛的同时，也可以说他们尚未理解到要与对象保有适当的心理距离。

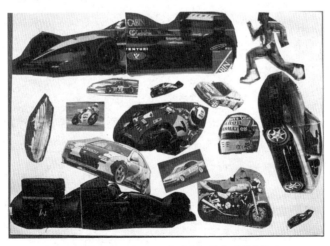

图6-7　小学四年级男生的"激烈的动作"作品

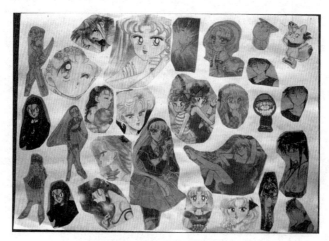

图6-8　小学四年级女生的"各种各样的表情·态度"作品

　　男生是更强调机械的东西，而女生选择的则都是人类。从"身体性—精神性"这一轴上看，这幅作品（图6-8）也还没理解到精神层面上的东西，身体方面的东西占了很大的比重。身体方面被强调的是脸，尤其是眼神，表示了对于眼神的关注是很重要的。青春期是社交恐惧症等神经官能症发病的时期，作品提示已经有这样的倾向。

　　图6-8整体都在强调女性的性别特征，留下一种诱惑人的印象。作品看上去好像全是女性画像。可是仔细注意的话，出现了三张异性画像（同一个人物）。出现在右边的周边（右下角1张，右上角2张）。异性画像并不是作品的中心，它被拼贴在作品的外周。这幅作品更值得关注的是异性是如何以及在哪里出现。从经验上来说，小学男生拼贴作品中较少用到异性画像素材，而女生拼贴中使用异性画像的情况比较多。

　　综上所述，根据泽田（1997）的研究，小学生中异性画像的出现率是14.7%，还有一个特点：成长的同时，异性画像也随之变少。甚至还得出高年级男生的出现率为0的结果。这并非说对异性不感兴趣，而是一种因为过于感兴趣而无法发表的状态。

　　女生的作品中虽然有出现异性画像，可也不是一般的男性画象，非要说的话，是比较女性化的男性画像。

三、小学六年级男生的"男士同胞的联结"作品与小学六年级女生的"家庭·室内风景"作品的比较

图6-9从时间轴来看，已经完全进入了大人的世界。单从这个作品来判断的话，无法区分到底是成人的作品还是儿童的作品。这也是拼贴画作品的特点，单从作品来判断的话，很难断定制作者的年龄。但是却可以明确地判断出男女。恐怕单看这幅作品，会毫不奇怪地错认为这是成年男性的作品。这也说明制作者正在与成年男性进行性别认同中。与机械（机器人（图6-5）和跑车（图6-7））相比，这幅作品里表达出了人类自身的肉体，这意味着是个体对于自我身体的觉察。从"身体性—精神性"这一轴来看，这幅作品也过于强调了身体方面。在图6-5、图6-7中，并未表达出人与人之间的相互关系，可是图6-9中，表达出了人际关系。作品表达为成年男性之间通过身体与身体的激烈碰撞而产生的友情以及兄弟连带意识。在这里值得关注的是作品也表达出为了克制激烈的冲动而做出的努力。

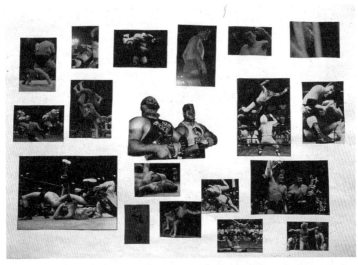

图6-9　小学六年级男生的"男士同胞的联结"作品

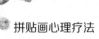

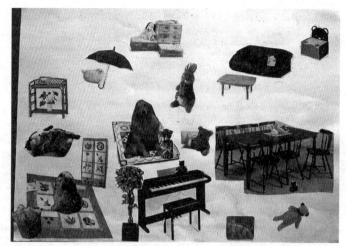

图6-10　小学六年级女生的"家庭·室内风景"作品

图6-5中通过机器人这样一种非人类身体的形式去表达，这意味着无法很好地对待自己的身体。图6-7中通过奔跑的人、行驶的汽车展现了自己的控制力。相比图6-5，技术更加高超。另外，图6-9通过各种各样的角度去表达自身身体上的高超技术，试图以运动的形式去提高自己的身体功能的操作能力。而女生则是以姿势、眼神等身体动作去表达。这里可以解读为，随着年级、年龄的增长，个体关于埃里克森所提及的自主性课题也往更高的层次去发展。

此外，需要关注的是剪切以及拼贴的方式。虽然表达出激烈的格斗技术，但却是极度仔细地沿着四角形边框精确地剪切下来，而且正确地测量了剪切纸片之间的距离、剪切纸片与底纸的边框的间隔再去拼贴。图6-7和6-8就没有精确地保持剪切纸片之间的距离，这也提示在小学六年级学生中，已经理解了心理距离这一概念。

图6-9虽然表达出了通过身体与身体之间的碰触，而产生的男性同胞间的强烈的兄弟连带情谊和亲密感，可是这里也同样未出现异性。在儿童时期，接触异性之前，同性间友情的亲密联结是很重要的。

图6-10也可以马上被分辨出是女生的作品。从时间轴来说的话，表达的几乎都是现在。

空间上的话，几乎都限定在室内（比如右下角拼贴着一个野生的狐狸）。主题是"充满了不同物体的空间"，即埃里克森强调的包含样式的世界。从作品中可以看出，制作者对于户外的世界并不感兴趣，比起户外反而是更喜欢家中。在小学高年级阶段，开始想要拥有自己的房间，这个作品也可以看出这点，感觉像是在设计着让自己安心的房间和家庭一样。

虽然人类的家庭成员并未出现，可是给人的印象就好像这些动物们就是家庭成员。之所以能从作品中看出暗示着家庭成员，在于素材的选择是小动物们而不是猛兽，女生常常会饲养比较温顺的狗和兔子之类的小动物或者拥有动物人偶。无论是各种家具还是动物都是经过认真思考了心理距离后进行配置的。与小学四年级学生及以前的作品相比，在对于距离的处理上可以看出有进步。

图6-10中，素材的剪切非常仔细。从运动轴来看，图6-10整体上都缺乏动态的东西。可是也不能说这是没有动态的作品。因为出现的狗和兔子作为潜在的能力，在必要时会敏捷地运动。

第四节 青春期——中学生的拼贴画作品

一、中学一年级男生的"身体的骤然发育"作品

制作者将作品命名为"灌篮高手·英雄"。这个从时间轴而言，显示出了它接近成人的世界。相比时间轴，这个作品在空间上更有特征：比起横向，更加强调纵向的空间。这也许是因为身高的突然增长。作品表达出了何止是地面上，甚至都可以到宇宙上的跳跃能力。这个时期孩子的身高感觉似以一种不知道停止般的趋势在生长。在空间范围上也可以马上看出，与小学生的作品相比，比例尺度不同。当然这里也体现出了侵入的样式。

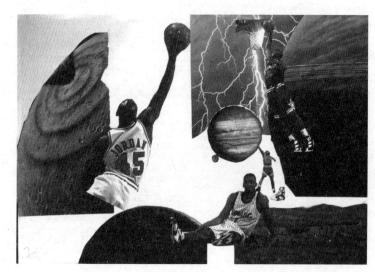

图6-11　中学一年级男生的"身体的骤然发育"作品

二、中学二年级男生"时空的扩展"作品

制作者将作品命名为"海外旅行"。这幅作品从时间轴来看，可以说是未来，表达的可能是未来想要去的地方。这幅作品中，比起时间轴，从空间轴来看更能看出意义。小学生以前很少会认识并且选取国外的风景，进入到中学后，从之前一直熟悉的区域限制中解放出来，兴趣也变得更广泛，空间上也延伸到国外的范围。不仅是横向轴上，纵向轴也体现出了这一特点，出现了大型的建筑物、塔、高山。另外，作品不仅选取了远景素材，还选取了近景（街灯的特写照片）、JAL（日本航空公司）的商标、酒店的信息指南以及各种人物的活动等，呈现出制作者在非常多方面的兴趣都拓展了。与小学生的作品相比，马上可以看得出其中的差别。小学生的作品中仅仅表达自身周围的时间与空间，也只限定于自己感兴趣的狭小世界里。进入到了中学，开始理解了超越自我的时空。在国外的风景中，展现了各种各样外国人的样子。这代表着远离父母身边之前的准备，这与自主性有很大的关系。换言之，比较时间轴与空间轴的话，一开始是时间轴比较有特征，而空间轴要进入到了青春期才变得重要起来。

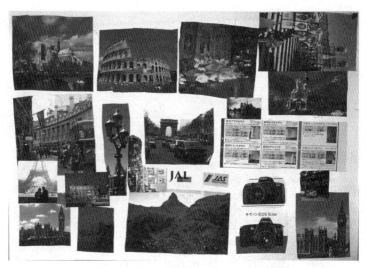

图6-12　中学二年级男生的"时空的扩展"作品

这幅作品的右下角有两台相机，对于相机开始有兴趣这点也体现了这个时期果然是青春期。自己是谁？他人又是谁？相机象征着把这些思考从客体角度去刻画。用心理学的说法是相机象征着观察自我。

三、中学二年级男生的"对于异性的靠近与回避"作品

制作者将作品命名为"帅爆了吧"。制作者做了下面的描述："说到完全可以说出我内心的东西，我一下子就想到了摩托车，有了酷帅的摩托车，女生们就会看它了。"从时间轴来看是未来，是成人的世界。在此之前介绍过的男生作品中，都没有直接出现异性画像，感觉男生好像有些抵触拼贴带有女性意象的东西，可是在中学生的作品中开始直接表达女性的特征，而且是那种带有性欲特征的成年女性。小学女生的作品中，比较会出现带有男性特征的东西，可是那种男性特征，不是所谓的男性化特征，反而是一点也不男性化，却很可爱的男孩特征。但在中学男生的作品中出现的异性画像，不再是那些年幼的女孩画像，而是突然就出现了充斥着性欲特征的成年女性。

这幅作品中也拼贴了非常有魅力的女性图像，看上去所有的摩托车都仿佛要从女性的身后快速地向她接近，侵入式开始有了明确的目标。可是

151

也要注意到左下角有一辆反方向行驶的赛车，提示出在想要接近女性的同时，也有由于不安，立刻就想快点离开的心情。

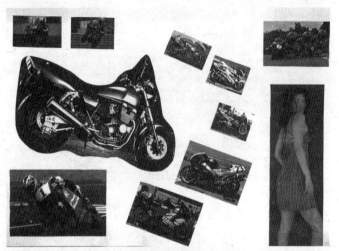

图6-13　中学二年级男生的"对于异性的靠近与回避"作品

"帅爆了吧"这句话，无法清楚地区分这是朝女性搭话："这车帅爆了吧?"还是在呼唤"女人们肯定觉得摩托车帅爆了吧?"

四、中学三年级女生的"只有女生的世界"作品

制作者将作品命名为"少女的乐园"。这幅作品贴满了相同年龄层的少女，可以说这是图6-8的中学生版本。时间轴的话，以现在为中心，也表达了一些未来的状态。空间是限定在只有女生的集体中，更加贴近制作者身边的世界。这个世界里贴满了少女们感兴趣的食物（甜点）、流行服饰、娱乐活动和运动，几乎没有异性可以入侵的余地，像是对"少女"这一人格的再确认。男性特征的东西在这个世界被完全排斥，只有少女们自由奔放地在享受。这表达出了接触异性前的同性之间的亲密世界，可以说这是只有青春期的少女们聚集的乐园。一旦有异性入侵到这个世界，这个乐园就会崩塌，然后消失不见。从这个意义上说，这是"昙花一现的乐园"。

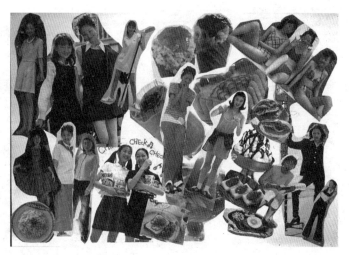

图6-14　中学三年级女生的"只有女生的世界"作品

　　另外图中展现了各种各样的流行服饰、动作、眼神等，可以解读成这是在摸索着适合自己的流行服饰、发型、表情等。在那么多的选项中，有必要找出真正适合自己的东西。也就是说，这是一幅正在摸索自己人格的作品，有很多的选项意味着同一性扩散（角色混乱）的倾向。

　　在剪切纸片的配置上，也是考虑了很多距离与位置关系。另外作品对重叠拼贴、特写镜头的照片（甜点）等地方都下了很多功夫，这是中学生与小学生之间的区别。

五、中学三年级女生"拼贴画身体像"作品

　　制作者将作品命名为"大家的视线"。这幅作品拼贴了脸的所有部位，另外左下角不完整的人物被替换了身体和头部。作品中间是一对正在接吻的男女，周围的人都很震惊地看着。

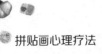

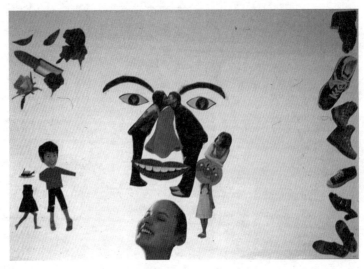

图 6-15　中学三年级女生的"拼贴画身体像"作品

　　不仅是处于青春期的中学生和高中生，有时候即使是成年人，也经常会出现把身体剪切得四分五裂，然后再重新整合的问题。关于这个现象，笔者在开始做拼贴画不久就遇到过，对其有非常大的兴趣，只是笔者还未决定如何给这个现象命名。可以考虑"身体的结合""身体部位的拼贴画""拼贴画身体意象""奇美拉（chimera）的身体"等叫法，笔者暂时称"拼贴画身体像"。

　　笔者在刚开始做拼贴画心理疗法不久就遇到过这样的作品：这是患有边缘性人格障碍的事例。但这样的作品是否能够表示边缘性人格障碍的精神状态，目前为止还没有足够的数据可以进行判断。

　　根据泽田（1997）的研究，在225名的小学生中只有两例有类似情况出现，这两例都显示了有性方面的问题。

　　根据岩冈（2010）的总结，在山根的数据中显示有24.9％的中学生，在岩冈的数据中显示有16.5％的高中生，在他们的作品中都看得到"拼贴画身体意象"现象。图6-15虽然不是那么奇妙的作品，可是印象中，把马的头部拼贴到人类的脸上这样奇妙的作品在中学生中较常见。高中生和成人的作品中虽然也有这样形式的作品，但是作品相对会更加有条理、平和。这个身体部位的拼贴画究竟有着什么样的意义，还需要更多的研究。

据近喰（2000）的报告："身体的结合"现象在患有哮喘病的孩子参加夏令营时采集的作品中有出现。根据落合（2001）的报告，有12%的大学生的作品会出现脸被切开的现象。笔者尝试将切开的方式进行分类解读。

进入青春期之后，个体开始出现第二性征，开始完成身体的变化：声音变粗、腋毛生长、乳房隆起、月经初潮。这些由身体特征的急速变化带来的体验所产生的违和感会在拼贴画作品中展现出来。

第五节 成年早期——20岁组的拼贴画作品

一、成年早期——大一女生的"人格面具的形成"作品

这幅作品从时间轴来看，几乎都是现在。作品中出现的是与制作者相同性别、相同年龄的人物。从空间轴来说，表达为在只有女性的空间，并且应该是室内。图6-14中指出有同一性扩散（角色混乱）倾向，而在图6-16中，笔者注意到只出现了两个人物，各自有着不同的服饰，分别是正装和便装两种，虽然空间上表达为室内，可是也有意识到外面的世界。与图6-14相比，马上就可以看出图6-14是只有女性的空间，是把外面的世界全部排除在外的构造。可是在这幅作品中，出场的人物看起来是即将要出门的状态。选好要穿的衣服，确定属于自己的风格，即想要展现面向社会的自我角色这一人格面具。从判断轴"阴影—人格面具"可以回顾迄今为止的作品。在此之前的作品中，表达更多的是自己的需求以及愿望，主要是冲动。可是这幅作品则通过自己的服饰和脸上的表情，展示了如何建立面向社会的自我角色这一课题。这意味着青年期的人格的确立。就女性而言，在对外的容貌与姿态上是很敏感的，可以说这是人格确立的最后阶段。

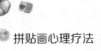

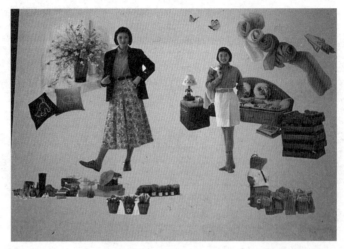

图6-16　成年早期——大一女生的"人格面具的形成"作品

在这里没有出现异性，可是右下角贴着一头打着领带的鳄鱼，这暗示着异性特征。虽然异性本身并没有直接出现，但是常有作品会通过人偶以及宠物这样间接的方式去暗示。

二、成年早期——大二女生的"亲密性的课题·异性的入侵"作品

从时间轴来说，是现在，从空间轴来看，与其说是现实的生活空间，不如说是在描绘自己的内心世界。画面出现的只有女性。可是这个女性穿着内衣，毫无防备，被尖锐的叉子对准着，她一脸恐惧地喊着"啊……"。迄今为止，女性的作品中都表达出了受保护着的空间。比如图6-6，图6-8，图6-14，图6-16都是安全的，并且是发生在受保护着的空间里的事。通过这些作品可以理解埃里克森的发展课题中基本信赖感的意思。

这幅作品表达了这个受保护的空间被侵犯的不安，基本信赖感开始出现裂痕。这种恐惧与成年早期的发展课题"亲密性"有关。虽然这幅作品中并未出现异性画像，但是尖锐的叉子是异性的一种象征。随着身心的成熟，与异性的关系也慢慢地拉近了。这幅作品就好像显示了身边渐渐有异性在逼近。由于这样的逼近，自己的安全性就被侵犯了。只是这种安全性崩塌的感觉，需要将其当作问题来对待的是它的程度。这跟精神分裂患者所抱有的世界崩塌感之类有本质的区别，它是一种健康的不安，从作品整体上显示出的健康程度就证明了这一点。

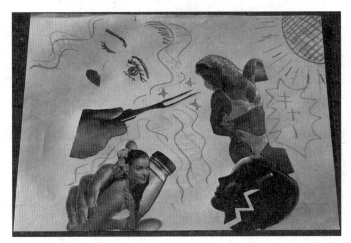

图6-17　成年早期——大二女生的"亲密性的课题·异性的入侵"作品

作品中出现的人物基本都是单独的。也就是说如图6-14所示，在女性的集体中变得不再受保护。这个恐怖的课题必须一个人去承担。

亲密性的课题体验的不是快乐，而是恐怖。女性体验的是一种被叉子对着的打击。身体意象遭受了打击，头部被破坏，被分裂成两部分，身体也开始发生龟裂。

可是，一方面对于刀刃入侵感到恐惧，另一方面这个女性是半裸的状态，毫无防备，完全没有想要逃开的样子。反而是一边尖叫恐惧着，一边也在诱惑人。表达了这一时期，害怕异性的接近，在想要逃开的同时，也想要接近的这种矛盾。

三、成年早期——20岁组后半期的男性的"对于接近的不安"作品

这幅作品的时间轴显示了成为大人的成长过程。时间轴是由最初的婴儿（右上角）出发，从过去到现在，再到较近的将来。即从右上图到左下图，带着成长的轨迹。

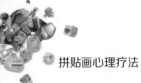

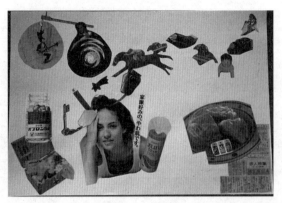

图6-18　成年早期——20岁组后半期的男性的"对于接近的不安"作品

　　空间上与其说是在描绘现实的风景，不如说是自己内心世界发生的事（与图6-17相同）。这幅作品的中心是中央左下角是一个年轻的有魅力的女性画像，这个女性是特写画面，尺寸也最大。这个女性旁边贴着"家康喜欢的类型，肌肤柔美"这样的文字。就像被这样柔美的肌肤吸引一样，从右上角开始以此为目标，而有了一连串的动作。最初右上角有一位滑雪者正准备滑下来。这一连串的动作虽然是玩具汽车和男婴儿，但是就好像骏马驰骋似的加速朝着女性的方向驶去。但是目标又不是女性本身，而是正好与目标错开了。非常形象地表达了这种想要接近的心情与很难实现的感觉。与中学二年级男生"帅爆了吧"（图6-13）相比，可以马上就看出来这种接近的区别。虽然表达出的是相同的主题——想要接近的冲动，但中学生的作品是单调的、冲动的、缺乏自制力，可以说还不太能控制力气的大小，而这幅作品在接近的方式上是比较微妙的：分别表达出了不同的速度，制作者也理解这样的距离处理方式。这是男性在精神上的成熟的证明。只是在这个时期亲密性对于男性女性都是非常困难的课题。接近方（侵入式）的男性会因为不安而踌躇。想要克服它却没有自信，这体现在一个脆弱的男性画像、药箱和药等上。另一方面，图6-17显示了被接近方女性的不安、恐惧。

　　另外对于青年而言，在这个时期寻找一生的伴侣（对象选择），以及职业选择成为了两大课题。在右下角的新闻报道"招募特集"可以看出职业选择这一课题。

第六节　壮年期——成人期的拼贴画作品

一、30 岁组女性的"成为母亲"作品

这是一位马上就要生第二个孩子的女性的作品。

制作者将标题命名为"快来，快来，小宝宝"。在作品中表达出婴儿与妈妈的遇见。时间轴是聚焦在某个特定的未来——预产期。不是模糊不清的未来，而是结合已知的某个特定时期，表达出了想把一切都准备好的强烈意志。在人生中，没有其他时期会像这个时期一样，为了特定的对象和时期而去制定目标、定位自己。

婴儿开始的发展课题是第 1 阶段基本信任的获得。另一方面作为母亲的课题是"给予，照顾"。提供给孩子吃、穿、玩等一切他们需要的东西，做好一切照顾的准备工作。可以看出制作者的心思只放在孩子身上，完全没有了丈夫的影子。埃里克森提到的重要关系建立的范围是只有母亲与子女的世界，其中以孩子为中心，一切都是为了孩子而准备着。这个时期的社会心理样式是"得到——作为回报的给予"，这是从孩子的角度来叙述的。

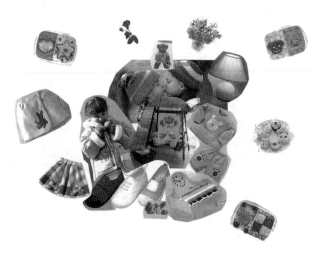

图 6-19　30 岁组女性的"成为母亲"作品

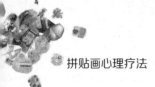
二、30岁组男性的"繁殖课题——家庭与社会"作品

这幅作品的时间轴表达的几乎都是现在。但是要关注的是时间表达变得多样了。即母亲与正在洗澡的幼儿、小学生的男孩女孩、睡着的孩子、年轻的妈妈、成年的男性（左中图，中下图），以及古埃及金字塔、摩艾石像等，不仅范围非常广，而且还多重地表达了不同的时间。空间轴的表达也变得多样，从室内（孩子睡着的姿态，浴室）、职场上的朋友（聚餐，中下角）、埃及之类的国外（右下角）、日本国内的交通工具、轮船（右下角）、飞机（左中图），还有动物：古代的恐龙（右中）、牛（左下）、马（左上）等种类非常多。

通过远景和近景（胡萝卜和蛋糕）表达出了不同的距离感。有陆、海、空。这幅作品的特征是多样的时间和空间。这是成年期的特征。青年期的作品在表达获得自我同一性（第Ⅴ阶段）上，拥有自己单独的时间和空间是很重要的。可是对于处于成年期的人而言重要的是与异性经营共同的生活，即要共同分享属于自己的时间、空间以外的时间、空间。

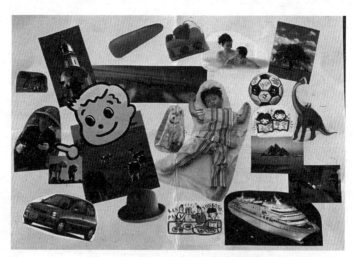

图6-20　30岁组男性的"繁殖课题——家庭与社会"作品

在这幅作品中，这个空间里不仅有自己，还有妻子、孩子、职场上的人，甚至有狗和恐龙一起共同分享。埃里克森所说的繁殖课题也意味着这

种多样性的获得。

与图6-16对比，马上就能理解了。图6-16的制作者在制作时认为这个空间是自己单独的空间，大学生制作者从早到晚，可以由自己决定一天的行程。即时间和空间基本上都是自己的。可是有了工作和家庭之后，就没办法由自己的意志去决定一天的行程。包括妻子和孩子，甚至职场上的节奏等，不仅被自己存在的时空限制着：这些在拼贴画的作品中也有所表达。妻子、孩子，还有职场上的人，甚至动物都进入了自己的生活空间里。

另外从"男性—女性"这一轴来看的话，如果从作品去猜测制作者的性别，可以觉察这个区别变得不明显了。迄今为止的14幅作品中，马上就可以判断出制作者的性别。在青年期，男性女性都为了确立自己的人格而非常努力，因此会过度地强调男性特征或女性特征。可是在这幅作品中却无法马上判断出是男性作品还是女性作品。在拼贴画中所用的杂志是自己带来的伴侣爱读的杂志，将其用于剪切是很常见的。这些也展示了异性其实在自己身边，所以没有必要再去强调男女的差别。由于完全不拘泥地从伴侣的杂志上剪切素材，所以就很难从作品中去分辨性别，笔者认为这也是繁殖性阶段的特征。

三、40岁组男性的"壮年"作品

制作者将作品命名为"笑容，未来"。处于40岁这个时期，既结了婚，又生了孩子，已越过了之前的课题。可以说这个时期无论体力和精力方面，还是在社会地位方面都是最充实、最安定的时期。这个时期的男性是支撑家庭、工作和社会的重要存在，也是维持社会秩序的根本。如果在这个时期不安的话，之后的时期也都会被动摇。

这幅作品被命名为"笑容，未来"，一点也没有让人感觉到有不安的成分。表达出了一种安定感、充实感。如果这样的状态保持下去的话，就可以想去哪里就去哪里，想做什么就做什么。

北海道、海外、大海、高山，都可以随心所欲想去就去。在青春期、青年期一直憧憬向往的东西都可以成真。另外这不是单独一个人，而是跟家庭成员的共同行动。表达了一种马力全开的状态，可以说这是一幅男性壮年的作品。通过作品可以充分明白，它与青年期不同，这个时期的能量是十分统合的。

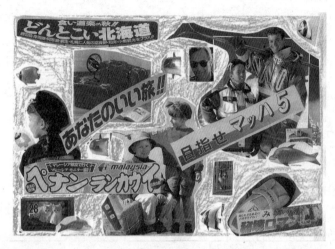

图6-21　40岁组男性的"壮年"作品

不是所有人都会迎来这样充实的成年期，有很多人在夫妻关系问题以及教育子女问题上有烦恼并痛苦着。这个时期最大的主题是抑郁症，具体的请参考第七章。

第七节　老年人的拼贴画作品

最近有很多关于老年人作品的研究，尤其是有痴呆症的老年人（石崎，2000，2001；汤浅他，2003）。接下来会参考这些文献进一步论述。

这里想要列举的是近60岁即将退休的男性的作品（图6-22）。

从时间轴来说，有古京都的意思，对于制作者而言过去比未来更有意义。思考作品中央画的树龄时，可以感受到这是从过去到现在跨越很长一段时期才形成的年轮。以树的成长以及报纸为代表，表达出了广阔的空间。其中关于德国的报道应与属于自己的世界有关联。

统观整幅作品，可以看出变化最大的是精力和节奏。与小学生、初中生相比，显而易见的是节奏变缓了，精力下降了。但是反而因此进入了一个比较稳定的世界。闪闪发光的欲望和冲动都消失了。

从"身体性—精神性"这个轴来说，比起身体方面，精神层面的世界占大比重：不是具体的，而是更抽象、更静寂的世界。可以说是变得稳定，没什么变化，带有这样的方向性。这与迄今为止所看过的作品对比，氛围是不同的。

在说明评估标准的第五章中，曾阐述过轴"现实世界—彼岸世界"，它对于研究老年人作品是有必要的。从这条轴来看，京都风景与其说是世俗的世界，不如认为是那个静寂的彼岸世界。右下角是工作的世界。埃里克森把"活着—不再存在（死去）"作为这个时期的心理发展课题。再过几年，就要离开这个工作的世界了。

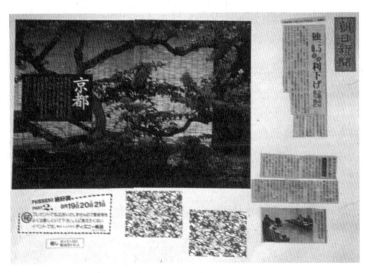

图6-22 近60岁男性的"面临退休"作品

第八节 总结：贯穿拼贴画作品中的"旅行"主题

以上是从生命的周期这条时间轴的角度去解读拼贴画作品的，这也是因为拼贴画是一种可以涵括整个人生并又统观整体的比较罕见的技法。

163

在观看不同年龄层的拼贴画作品时，注意到"旅行"这一主题会出现在不同年龄层，但对于不同年龄层，"旅行"的意义又不同。

比如在小学生的作品中，选取了一些交通工具和机器人等不停转动的东西，虽然构成了作品，但它不是一幅以旅行为主题的作品。小学生虽然会有被父母带着去旅游的经历，可是应该是没有自己单独离开父母到远处去旅游的经验。因此在小学生中就很难看到以"旅行"为主题的作品。在有父母保护的情况下，根本就不会去想从中脱离出来。"旅行"这一主题是从青春期开始出现的，那正是自主性的开始。

如图6-12所处初中生的阶段，终于开始有了以"旅行"为主题的作品。开始憧憬去遥远的国外看看。可是现实生活中又没有可以离开父母身边的经济基础。但是可以在空想的世界中，谈论对于未知世界的希望与期待。

进入大学以后，可以按照自己的意愿到处外出。而"旅行"主题的作品就随之而出现了。这个时期的旅行是一个人去往未知的世界进行一场冒险，从中获得了什么之后再回来。实际上即使并没有出去旅行，青年们也可以在空想的世界中做一个旅行梦。

成年期之后就非常频繁地出现旅行这一主题，因为有能力自费去任何想去的地方。可是这个时期的人每天都很忙，要工作、干家事、抚养孩子、关照周围邻居等，根本没有自己的时间，这样的状况会在拼贴画作品中表达出这样的愿望：离开忙碌的日常生活，去泡泡温泉，或去海外，转换一下心情。可是实际上却往往给人"休假的同时还要非常在意日常生活的事物，马上又不得不赶回去"的那种急躁。

之后到即将退休时，与壮年期时的旅行不同，在时间上、经济上都很充裕，可以悠闲自得地旅行，更没必要马上就赶回去，变得不会再被周围的人期待赶回去的旅行。因此旅行的目的变得没有边际，真正要去哪里的焦点也不再固定，带着一些"彼岸世界"的色彩。这是壮年期的旅行与老年时期的旅行给人的不同印象。

综上所述，聚焦于旅行这一主题上去观看拼贴画作品，可以发现其中非常具体地反映出了各个年龄层表达的特征。

第七章　拼贴画心理疗法的实践

　　自从笔者认为拼贴画能够应用到临床上开始，就在当时负责的个案里寻求拼贴画心理疗法的可能性，并试着去实践。笔者最初实践的个案是长期在精神病医院里住院的患者。是一位笔者负责了近十年的患者，所以使用绘画等方法进行咨询。导入拼贴画后，患者很自然地就制作出来了。笔者很确信这个方法在今后也能使用。笔者对自己负责的各种各样的患者试着实施看看，发现基本上都可以适用。在笔者的记忆中，还没有出现来访者因接受拼贴画心理疗法而出现危险状态的情况。不过也不能说它是绝对安全的。要是患者不想做的话，也不会勉强要求他们做。关于安全性的议论，中井的发言众所周知。他叙述道"与罗夏墨迹测试和涂鸦法不同，不用突然地直接面对那些既暧昧不明又让人毛骨悚然的东西。事先查看一下图形，然后按自己喜欢的形式进行剪切，不喜欢做的话可以随时喊停。即便是在这之后也一样，在粘糊糊前就可以扔掉啊，在上面贴别的纸片啊，有很多可以回避的方法，也就是说有回避方法的就是安全系数比较高的"。

　　当时笔者开展心理临床的现场有很多。精神神经科或大学生咨询室、小儿科病院甚至是具有司法性质的个案都有接触过。在这其中加深了对心理疗法的见解。笔者的职责就是要证明拼贴画对心理疗法是起作用的，至于把这个疗法发扬光大，探寻它的可能性和边界线，那就是后来人的工作了。不过，笔者希望最早期的心理临床实践个案能够被保存下来。

　　弗洛伊德的精神分析（广义上来说也适用于心理疗法）的定义，在前面的章节中已经介绍过了："精神分析（心理治疗）当中，仅仅存在咨询师与来访者之间的'语言的交流'。来访者通过谈论、哀叹过去的经验以及现在的印象，明确愿望以及情感的动向。咨询师通过倾听、鼓励等方式尝试指导来访者思考的动向，以促使其注意力转向特定的方向，并且通过对来访者的反应进行观察，判断其是否了解或拒绝咨询师的说明"。这个定义，其实也决定了利用拼贴画心理疗法到底可以做到什么地步。作品是在治疗关系中产生的。通过制作过程和作品，来访者叙述或感叹自己的经验和产生的印象，叙述自己的情绪。在作品中，来访者是否能够很好地表现出自己的诉求，咨询师是否能够很好地理解这一切，这个相互交流的过程可以称之为拼贴画心理疗法。

第六章顺着发展的这个趋势，展示了一些健康人的作品，并介绍了评估的方法。在本章中，我们将通过心理临床现场的个案，更好地理解作品的含义。

第一节　不登校学生的拼贴画心理疗法个案

针对不登校这一个案的详细说明，笔者在艺术疗法学会的杂志（1990）和《拼贴画心理疗法入门》（1993）上已经报告过了。在本章里笔者想换一个角度，叙述一下至今为止没有很好说明过的部分。

一、个案概要

来访者：高中一年级男生

高中一年级的暑假之后，因为胃痛（胃溃疡初期）休息了2~3天。但以此为契机，之后的3周就变成了不登校的状态。

本人没有接受咨询的欲望，是被妈妈带过来的。总的来看比较寡言，只用几个简单的单词来回答咨询师的问题。笔者同时负责本人和妈妈两个人的咨询（现在咨询都不用这样的结构了，一般是妈妈和孩子分别由不同的咨询师负责。译者注）。咨询的结构是，先对本人做30~40分钟的咨询，然后是给妈妈的咨询，整个咨询时间大概是60分钟。

二、咨询过程

从第5回开始尝试着导入拼贴画，这之后大约半年的时间几乎每次咨询都在用拼贴画心理疗法，一共制作了15幅拼贴画作品。使用的方法是"拼贴箱法"，也就是咨询师事先选择图片，然后把剪切下来的图片放在盒子里让来访者自由使用。在当时到底剪切哪些图片是有用的并不是很明确，所以笔者把觉得可以使用的东西都剪下来备用了。来访者则从这其中选出自己心仪的画或照片，拼贴在底纸上。使用的底纸是B4纸的尺寸，在制作的时候，笔者并不是很清楚这些作品所代表的意思，但是在反复不停地看这些作品之后，终于能够感受到其中的含义了。

首先，对于主诉"不登校"的现象来说，笔者一般会用下面的图示来进行解释说明。（图7-1）

这个图示是笔者在说明无意识假设的时候思考出来的（森谷，2000；2005）。对于一个教授临床心理学的老师来说，最困难的就是给学生讲解无意识到底是什么了。有时，使用矢量的概念就可以比较清楚地解释无意识。

对于不登校，很多人（包括父母）认为是"孩子不想去学校"（图7-1a）。但是问到不登校的学生，他们都会无力地回答："想去学校的"（图7-1b）。知道这一想法的父母就会训斥道："说想去学校肯定是骗人的，既然想去学校那就去好了呀。"每天早上到了上学的时间，父母和孩子之间就因为不能相互理解，硝烟不断。

关于这个现象，笔者认为可以这样解释（图7-1）。父母对不登校的意象是 $\vec{a}$ 的这部分（图7-1a）。而孩子自身认为是 $\vec{b}$ 这种意象（图7-1b）。因为相互间的错误的意象，父母和孩子之间的对话才会完全错位，以对立结束。有时父母和子女的这种对立会持续一段时间。所以在这里作为咨询师的笔者导入了无意识假设，来说明"在孩子的'意识'（$\vec{b}$）里是想去学校的，但是由于他们自己也并不清楚'无意识'的力量（$\vec{a}$）而变成了现在不能去上学的状态"（图7-1c）。也就是说，无意识的力量比意识的力量要大，即使孩子是想去上学的，但最后还是无法去。这个模式（model）仅仅用了简单的四个要素，内心的方向、力量的大小、意识和无意识来说明了不登校这个现象。

笔者认为这其实也是心理疗法的基本模型。如果根据这个模式，那么 **167**

对来访者进行援助的方法就有两个方面。从这图上来看，存在着"想去学校"这种内心动向 $\vec{b}$，和"不知道为什么无法去上学的力量" $\vec{a}$ 的这两种心境。对孩子来说，"想去学校"的这种心情是被意识化了的，而"不知道为什么无法去"的心情是无意识的力量。但是，对于母亲来说，孩子不想去的心情 $\vec{a}$ 是母亲所能看到的（被意识化的）力量。然而另一面，孩子想去学校的心情 $\vec{b}$，在大多数父母眼里却没有被注意到，也就是他们怎么都无法理解的孩子的内心动向（无意识）。所以这就是为什么父母和孩子眼里看到的东西不太相同的缘故。

在咨询中，首先，从彼此都意识化了的部分开始交谈会更自然一些。孩子的咨询，就是让孩子倾诉自己"无论如何都想去学校"，为了达到这个目的自己都做了些什么努力。孩子叙述着自己尽管想去学校，但不知道为什么，有时身体不舒服啦，没办法去学校等等 $\vec{a}$。这种情况下，"就连自己也说不清楚，最后事情就变成这样了"，这是这个阶段的特征。孩子在一口气说完了自己为了去上学所做的努力之后，剩下的大多时间就是沉默不语。也就是说，被意识到的内容 $\vec{b}$，这就是所谓的主诉，全部该说的话说完之后，就变得好像没有什么可以再说的了。因为不知道为什么（也就是无意识的动向），所以除了上面说过的话之外就没有什么可继续的了。咨询师首先要做的就是肯定孩子做了很多的努力，这是非常重要的。

与此相反，在给母亲做咨询的时候，一般父母会举很多例子来说明孩子有多么地不想去学校 $\vec{a}$。所以父母做了很多努力，无论如何就想让孩子去上学。他们会叙述所做的努力都有哪些。可是尽管是做了努力，孩子却没有意向要去，于是他们就确信"孩子是不想去学校的"。他们会表示很失望，不管做了多少努力都没有效果，不知道下一步该怎么办。他们在叙述完自己都做了哪些努力之后，也同样无话可说了。

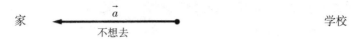

a　一般人眼里看到的不登校(non-attendance at school)学生的内心动向

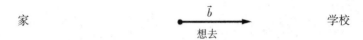

b　不登校(non-attendance at school)学生自己的内心动向

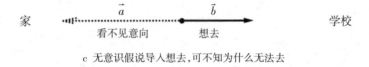

c　无意识假说导入想去，可不知为什么无法去

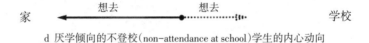

d　厌学倾向的不登校(non-attendance at school)学生的内心动向

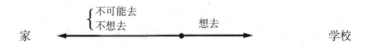

e　有明确理由的不登校(non-attendance at school)学生的内心动向

图7-1　不登校(non-attendance at school)的心理动力模式(森谷,2005)

当母亲的叙述告一段落之后，咨询师问母亲："孩子到底在想些什么呢？"这时母亲才开始意识到她其实不懂孩子真正的心情，才觉察到自己需要关心孩子的内心了。

另一方面，对于孩子来说也是一样，他们也开始关心自己的内心 $\vec{a}$ 到底发生了什么。同时，母亲也开始变得不得不关心孩子的内心到底是怎么想的。

经过这样的咨询之后，不管是孩子还是家长，都开始想要探究在孩子

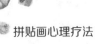
内心到底发生了什么。而作为咨询师，笔者则在想办法要把孩子的内心用一种可视的方式表达出来再给予援助。于是在适当的时候，我们就可以导入梦的分析，或是绘画、箱庭、拼贴画等心理疗法。

这位来访者在咨询现场也没有过多的话语。这时笔者就尝试着导入了拼贴画心理疗法（图7-2）。通过拼贴画发现他的表现力非常丰富，他说明道："宇宙之旅。就像银河铁道999那样，是为了要探寻什么而出发"。他的说明就这么简单的一句话。

让我们把这幅作品用刚才的判断标准来分析一下。

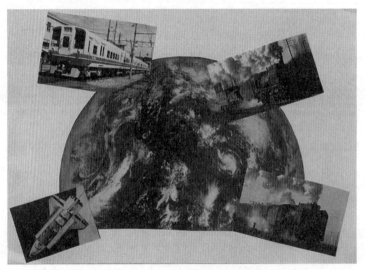

图7-2　拼贴画1（第5次咨询）"出发去宇宙"

从时间轴上来看，我们能够看到来访者对未来是很有志向的。空间上，则是对外的、面向天空、面向宇宙的浩大无穷之旅。不登校的他，不能忘记的是现实中无法从家里走出去的这个状态。但是，从作品中可以看到，来访者的意识里是拼命地想要冲出去的。

但是，由于在现实中是无法外出的状态，那么应该潜藏着阻碍外出的力量。阻碍外出的力量，在这幅作品中也被表现了出来。那就是作品的中心放置的巨大地球。地球的引力妨碍着火箭等要上升（前进）的力量。这个引力是无形的力量，换句话说这就是无意识的力量。

就像下图展示的这样：

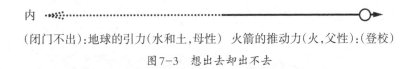

（闭门不出）：地球的引力（水和土，母性）　火箭的推动力（火，父性）：（登校）

图7-3　想出去却出不去

在这幅作品中，火车和火箭的推动力用的火力十足。但是，妨碍推动着这个地球的引力则更强大。也就是说，抵抗力量是这幅作品的特征。因为相互之间相反的力量都很强大，因此可以推测出来访者的内心就像要被撕裂般的状态（与没有强烈登校欲望的来访者相比，我们用长长的箭头来表达，读者应该能明白图7-3的意思吧）。这幅作品很好地展现出了想去学校，但不知道为什么没法去上学的不登校孩子的心理动力。另外，这位来访者的一系列拼贴画作品中，还表现出了火水对立性。这符合火和水所象征的意思，也就是"火"是父性，"水"是母性的象征。

图7-4是来访者在下一周（第6次咨询）时的作品。他的说明是"无声的世界"。

让我们来比较一下这两幅作品。首先，从时间轴上来看，婴儿代表"过去"，尽管来访者是高中生，但暗示着他的内心其实是婴儿状态。也就是临床心理学所说的退行状态（第六章的埃里克森的第Ⅰ阶段）。这幅作品很好地展示了他当时的状态，他没有精神，一整天都在家里躺着。如果要对这个状态给予肯定的评价的话，那就是好好地休养，为下一次的出发储存能量。所以，在这种局面下，与其强行地催促他去学校，不如让孩子先好好地休养。这就是咨询师给母亲的建议。

这个临床个案中所出现的作品与第六章中展示的那些初中生们活泼的作品相比较，案例中男生的作品代表的意思更容易读懂，另外我们可以注意到这些作品中没有表现出任何朋友关系，这是一个特征。

在图7-2中反抗地球引力，想要尝试着冲出宇宙一般。然而在图7-4中却没有看到反抗重力的力量。什么都不做，只是那么静静地躺着。压在

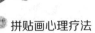

婴儿身上的岩石（石头佛像），就像要压垮婴儿一样的沉重。没有看到向上的矢量，只有向下降落的重力，从上往下抑制的力量（石头佛像）。婴儿没有站起来的力量。

如果用矢量来表示是下面这样的（图7-5）：

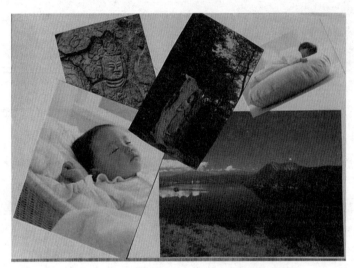

图7-4　拼贴画2(第6次咨询)"无声的世界"

室内 ◄┅┅┅┅┅┅┅┅┅┅O➔ 外面
地球的引力,岩石的重压,水(湖)　没有精神(婴儿)
图7-5　"没有精神的状态"

来访者叙述说图7-4是"无声的世界"。以声音印象轴来做判断的话，图7-2表现出非常剧烈的火箭的声音，而图7-4则是"无声的世界"，没有动的事物，也缺乏能量。右下角的摩周湖是从旅行宣传册上剪取下来的，并不意味着想出去观光旅行，而是意味着地球巨大的凹处和水的象征。也就是说，就好像羊水一样，被包含在水中，这是母性的象征。在这里，我们可以看到支配着水和土的力量，也就是"火之气"、积极行动的能量消失了。

从这些拼贴画作品中，我们可以看到不登校是一种什么现象了。根据制作拼贴画作品，"把各种各样的情绪翻译成意象，也就是，如果能够找出在情绪中隐藏着的那部分意象，那就是成功了，内心的平稳自然会到来"，让我们用这句荣格的话来总结一下吧。

图7-6是图7-4的后一周（第7次咨询）所制作的作品。来访者想象着"如果可以成为鸟（右下角），或者乘坐飞机（左下角），真想去这个世界的各个地方看一下"。这里能够强烈地感受到来访者已经强烈地意识到了自己想外出的心情。

图7-4中的婴儿，几乎没有展示出任何想要外出的欲望。但是在图7-6中，这种想外出的意志又出现了。还有图7-2中反抗地球那样强大的引力，想要冲出宇宙之外，即使事实上这对来访者来说几乎是不可能实现的，在图7-6的国外旅行中，表示出并不需要可以逃离到宇宙之外那样强大的力量。用比喻的话来说，对来访者而言，图7-2表示了上学就好像是冲出去宇宙之外那样的困难，而图7-6表示了就像去国外那样，焦虑感和困难度变弱了。还有和图7-2、图7-4相比，图7-6中不是水色系（富士山和湖），而更加强调的是炽热的火（右上角的晚霞、中央的金字塔和太阳）。

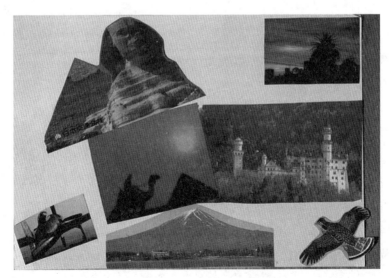

图7-6　拼贴画3（第7次咨询）"周游世界"

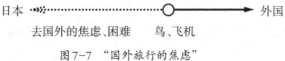

去国外的焦虑、困难　　　鸟、飞机

图7-7　"国外旅行的焦虑"

在这个个案中，之后也是，来访者一直继续着想要外出这个主题。而这个主题，表现出了想要克服不登校的这个症状的意志。所以，在理解拼贴画作品时，"内—外"这个轴是个很好的判断标准。

除此以外，从埃里克森（Erik Homburger Erikson）的发展图表中可以看出，不登校的这种现象是第Ⅳ阶段"勤奋—自卑"这一主题的变化。在这个发展阶段中，儿童必须从家庭出来，适应有老师和朋友的社会生活。为了实现这个发展阶段的课题，就需要先掌握前三个阶段。也就是"获得基本的信赖感"（与老师和朋友在一起的安心感），需要掌握"自律性"（自身的身体控制）和"自主性"（角色，特别是作为男性的角色）。

在这些作品中，基本的信赖感要怎样才能够解读出来呢？我们可以看到，在作品的整体中没有看到很大的混乱，具有整合性，所以可以很清楚地说明来访者没有达到精神病水准的混乱性。还有特别需要强调的是，从图7-4中那样一个可以撒娇的婴儿，我们可以解读出安心被保护的感觉。还有，我们可以看到身体的自律性在某种程度上也被掌握了。为什么呢？因为从作品的拼贴方式、剪切方式，以及作品的画面构造能力等这些表现上，可以看出来访者具有了整合性。

不登校也是有各种分类的。在"基本信赖感"这一发展水平上的问题，有可能是因为很混乱所以演变成不登校的状态。但是，在这一个案中，基本信赖感的获得并不是最大的问题。最大的问题是埃里克森（Erik Homburger Erikson）理论的第Ⅲ阶段——主动性，是属于男生的力量强弱的问题。那么男生的主题在哪能够展现出来呢？最初的作品（图7-2）其实就是一个非常偏向男性的作品。埃里克森（Erik Homburger Erikson）的侵入模式被很好地展示出来，强劲地冲进宇宙空间。但是，下一张图（图7-4）却把这种侵入模式否定了。

也就是说，来访者虽然想要发挥出男性的自主性（火箭、常见交通工具），但是由于发挥不出来，所以产生了矛盾。

在接下来的咨询中，来访者在他的拼贴画作品中表达了他是怎样一步步地培养男性力量的。图7-8就很好地展示了这一点。这是第14次咨询时制作的拼贴画作品11。他把这幅作品命名为："动漫超人的世界。"他说："以前玩超人游戏的时候，经常因为让谁假扮恶魔而吵架。好怀念那段时光啊！"他的这个联想连接到了过去。所以他告诉咨询师至今为止印象最深的梦（在他进幼儿园之前做的梦）："在电视节目上，正义的象征'神鹰人'死掉了。在他死的时候，他额头上的月牙印记消失了。"

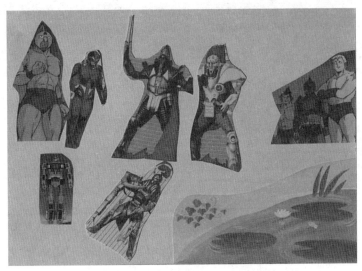

图7-8　拼贴画11（第14次咨询）"动漫超人的世界"

这幅拼贴画作品和第六章中小学二年级学生作品（图6-5）的题目非常相似。男生的世界里，就是这样打斗的世界。去上学这件事对来访者来说，就像是进入打斗的世界里一样，表示他正在准备进入战斗的状态。在这幅作品中，咨询师很后悔当时没有对来访者提问几个关于自我像的问题，因为在那个时候并没有意识到。直到后来，如果试想在作品中询问来访者会在哪里，就感觉很难说那个像肌肉男的人物就是代表来访者自己。咨询师猜测他自己的形象有可能是池中的鱼（右下角）。隐藏在池中的水

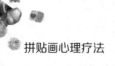

草中，一条白色的鱼像是要窥视着超人们一样，就仿佛正在探视着超人们的世界。如果鱼遇到什么危险的话，它就会马上潜入水中把自己隐藏起来。这同时也意味着被水的世界（母性）保护着。而动漫超人全身都是红色的，代表着火的颜色，在这个作品中也表达出了水和火的对比。

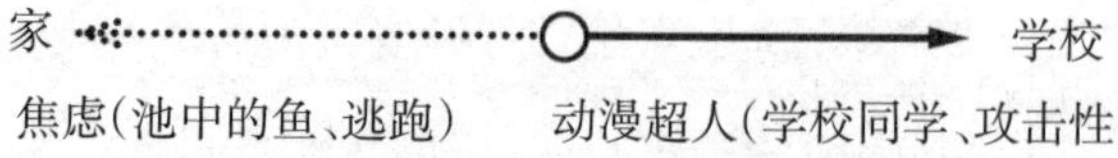

家 ◂◂┈┈┈┈┈┈┈┈┈○━━━━━━▶ 学校
焦虑（池中的鱼、逃跑）　动漫超人（学校同学、攻击性）

图7-9　"和同学世界的接近"

在这之后，来访者自己单独一个人去纽约旅游了，然后决定重新从高一读起，在四月开学的时候重新上学了。当看到他差不多适应了学校生活时，就结束了咨询。通过这些作品，我们能够了解来访者成长的心路历程。

第二节　抑郁性神经症来访者的拼贴画心理疗法个案

在这里想要报告另一个个案。这是笔者（森谷，1989b）最初报告的拼贴画心理疗法的个案。

一、个案概要

来访者：30多岁，男性，公司职员

主诉：抑郁状态的改善

从高中升入大学的时候，出现了些许拒绝上学的情况。在高中以前都没有过特别困扰的状态。大学毕业之后，虽然进入了一流的企业工作，但由于与自己的人生规划不同，感觉受到了打击。自此十多年中一直陷入迷思，觉得自己做了错误的选择。

以五年前的一次跳槽为导火线，陷入了抑郁状态。之后就总想辞职，可就是下不了决心。今年1月是跳槽之后第四次陷入抑郁的状态并持续至今。这样的状态总是从12月到次年1月开始，然后到了半年后的夏天开始好转，可是这一次的低迷到了夏天也没有好转。于是来访者从4月开始停职了两个月。可是症状也没有得到减轻，心情一直无法恢复，变得没有信心可以继续工作了。

二、咨询过程

咨询中，来访者看上去很没有精神的样子，声音也喃喃低语，没什么力气的感觉。

在第1次咨询中，他这样说："我总是梦见自己处于很焦虑的状态。比如坐上车，车子猛烈撞击到了柱子什么的。以前也曾做过那种一直往下坠的梦。"咨询师担心他会自杀，于是询问来访者："你有想过死吗？""有。一天到晚都在想，很自然地就浮现在脑海里。"咨询师为了打消他自杀的念头，就与来访者约定不自杀："不要真的去付诸行动。"

可是来访者之后又这样说："每次都像有强迫症一样，想着明天就去死吧，就结束掉吧，感觉自己总有一天会破灭的。（割）手腕、跳楼、跳铁轨、撞车，我在幻想着各种死法。"

在第7次咨询中，因为来访者说："首先我在考虑换工作的事，接着思考怎样才能不给人添麻烦而死去呢，想死的心情变得越来越强烈。"所以咨询师就实施了以"痛苦的事"为命题的九分割统合绘画法（Nine-in-One Drawing Method，NOD）（森谷，1986，1987，1995）。来访者的画从中心开始，填入的都是文字："①害怕早上的到来；②要是可以就这么睡下去就好了；③没有活下去的信心；④不喜欢遇见人；⑤害怕人；⑥希望可以谁也不见，就一个人安静地生活；⑦～⑨是空白的。"咨询师根据作品问问道："有特别害怕的人吗？"他回答："给人有权威感的人。在那里的人们都是这样，我觉得所有人都有权威感。"

这时候对于咨询师也好，来访者也好都感觉到了咨询的极限，咨询师于是这样说道："不能再这样下去了，如果现在还每天去公司上班就觉得太勉强了，休息一下怎么样？"虽然他不想停职休息，不过听到"去休息吧"这样的建议时他觉得有些安心了。

咨询师担心他会自杀，为了以防万一，从第11次咨询开始，就让他每周与妻子一起来咨询，一起努力如何预防自杀。他的妻子也很理解，非常配合。

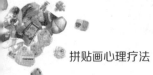

三、拼贴画作品

咨询师在第2次咨询中开始导入了拼贴画。从那以后，在将近半年的20次咨询中，一共制作了4幅作品。虽然他没什么热情，可还是努力表达出了一些东西。

［拼贴画1］（第2次咨询）（图7-10）

对自己的作品，来访者做了以下的说明："左下角的家具跟家里的很像。右下角一个人漫无目的地走在沙漠中。广阔天地中，只希望自己一个人待着。跟现在自己的样子有所重叠。对于我而言，沙漠是很好的。左上角是一个笼子里的鸟，而画的中心是一个路标。右上角是火箭。有这样的关联：笼子里的鸟→想变成人类→想要飞走。"这幅作品的标题是"启程"。

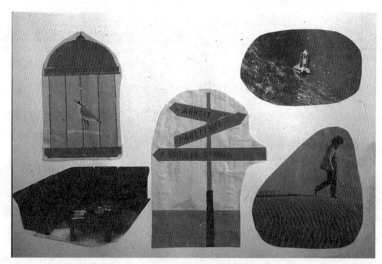

图7-10　拼贴画1(第2次咨询)"启程"

这幅作品让咨询师感到很意外。即使来访者承受着抑郁的痛苦，但还是将标题命名为"启程"。眼前的来访者看上去很没有精神，也并不是可以启程的状态，但是可以了解到他的内心中已经开始有了启程这一行动的萌芽。当然也可能是理解错了，这种启程也有可能是"去往彼岸世界的启程"（自杀）。因此探讨关于启程去往的方向性在今后的咨询中变得很重要。从被困住的身体（笼子里的鸟）中慢慢地解放到更广阔的空间，表达了自立的主题。这个跟青春期的启程课题有相似的性质，对于今后的人生应该去往哪个方向需要好好探讨。然后从接下来的展开来看，这幅最初的作品是对于整个心理咨询的预想。

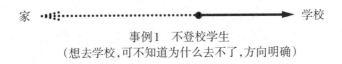

家　　　　　　　　　　　　　　　　　　　学校

事例1　不登校学生
（想去学校，可不知道为什么去不了，方向明确）

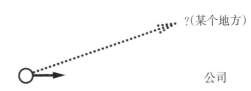

?（某个地方）

公司

事例2　抑郁状态的公司职员
（终于努力地去上班了，可是真正的目的地是去哪里呢？）

图7-11　不登校和抑郁状态的对比

从这幅作品的时间轴来说，左下角是现在住所的客厅。从那个客厅开始往右上角延伸，去往未来。空间上来说，从客厅向外延伸，空间渐渐地被拓宽了。中间贴着一个交通标识的路标，"去往哪个方向"是中心的主题。

整体上是比较灰暗的色彩，暗示了抑郁状态的症状。从"一个人漫无目的地走在沙漠中"可以看出，来访者想要前进的心情。这个作品的问题就是来访者正处于一种方向丧失的状态。

与之前不登校的高中生相比，这两个个案有着相似的地方，也有不同的地方。两个的主题都是"启程"。经常会有人选择"启程"作为心理咨询第一个主题。接下来就是一场心灵之旅，也意味着心理咨询从这里开始了。

不登校的个案还没有到方向丧失的程度，来访者表达的是虽然想去学校，却又无法去学校的矛盾。从地球出发通往宇宙，一条直线通往目的地。并没有在烦恼"到底是去学校好呢，还是走其他道路好呢?"可是在这个个案中，来访者好像在沙漠中漫无目的地前进，在烦恼着不知道要往哪个方向前进（图7-11）。虽然都是启程，可是有些微妙的感觉是不同的。之后才了解到的是来访者非常迷茫，不知道应不应该将工作辞了，去往不同的方向。因为不知道要去哪里，丧失了方向感，因此自身的能量要用于哪里也不明白。抑郁症是生理能量的低下引发的。另外，虽然拥有能量，但是由于丧失了生存下去的意义，也会成为发病的诱因。也就是说虽然拥有能量，但是却迷失了生存的意义以及未来的方向感的话，即使好不容易身上有着能量，也无法启动它。就好像失去了矢量前方的方向指向箭头。从图7-10中的路标，我们可以看到来访者迷失了方向，他想要知道自己未来应该去往哪个方向。

［拼贴画2］（第5次咨询）（图7-12）

大约一个月之后的第5次咨询时，来访者制作了拼贴画2。

来访者说道："早上醒过来的感觉比以前好一些了，可是今天久违地感觉有些辛苦，觉得非常不安。"

（这一次是自己主动使用剪刀）左下角是住在岩山上的雕，中间是漫步在月球上的宇航员。右上角是手持玉石的女性。（眼睛周围有一种说不出来的感觉，像是陶俑的眼睛一样。）右下角是哥本哈根（丹麦首都长堤公园）的美人鱼雕像，来访者如下叙述着："为了和雕，以及美人鱼做对比，有意地选择了一些感觉很冷清孤寂的东西。"

（这时，来访者还没有将其当作作品要去完成它，可还是感觉到他在犹豫着是否要贴上最后的图，那张图有一种"红色的布飞入水中那样抽象的海报图片"的印象。关于这个本人是这样说明的："红色让人联想到血，好像被什么挂住、钩住了的感觉。"而咨询师有一种感觉，就好像要飞扑进水中一样。）

像他自己说的那样"选了一些冷清孤寂的东西"，灰暗的色彩、没有动态、没有方向，这些特征都暗示了一种抑郁状态。

在这幅作品中，当时笔者并未针对自我像而询问什么。可是咨询中，咨询师感觉来访者就像拼贴画作品中间的宇航员。咨询时的来访者脸朝下，耷拉着脑袋，走动的步伐很缓慢，完全就像是被宇航服包裹着，漫步在月球上的宇航员似的。

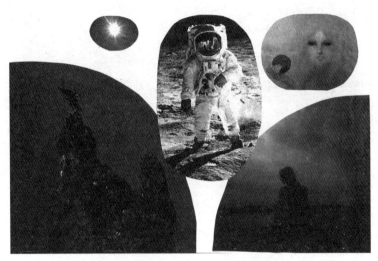

图7-12 拼贴画2(第5次咨询)"总感觉是很冷清的东西"

这个宇航员给人的意象与图7-10中"一个人漫无目的地走在沙漠中"的意象是同样的"方向丧失"。图7-10中，还有一些自由的动态画面，可图7-12中完全没有动态。从时间轴来说，一是现在或者是较近的未来。来访者对比着制作出了不动的美人鱼雕像以及在高高的岩山上飞翔的雕这样两种画面，这是静止的世界与飞翔的世界的对比。图7-10鸟笼中的鸟与宇宙火箭的对比也很类似。一方面显得很缺乏运动，另一方面又表现出了像雕那样高超的运动能力。

左上角的画面是黑暗中也有太阳。另外值得注意的是右上角的女性。图7-10中只有一个独自在旅行的人出场，可是图7-12中除了宇航员以外，还有美人鱼雕像、右上角的女性画像等，可以看出来访者的意象有所拓展。

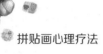

［拼贴画3］（第14次咨询）（图7-13）

（因为没有谈话的话题，所以就邀请来访者制作拼贴画。这次可以看出来访者非常努力地去探索与自己比较吻合的意象，这次也使用了剪刀。）

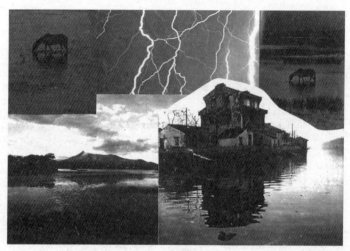

图7-13　拼贴画3(第14次咨询)"闪电"

（中上方中间是闪电的照片，旁边是一片沼泽地里伫立着一头马，左下角是北海道的驹岳和湖泊，右下角是被一片水包围着的古欧洲风格建筑物。）

制作完之后，来访者对照片做了个解释："有点莫名其妙，不过嘛，本来就挺喜欢冷清孤寂一点的东西。至于闪电嘛，有种被雷劈中的感觉。"

制作这幅作品的前一周（第13次咨询）中，来访者突然拿出了辞职信。咨询师被这突然的行为惊讶了。"很早以前就想辞职，一直认为自己作为公司职员是失败的。加上如果现在的抑郁状态可以治好的话，就以此为契机做个了断。我已经不再迷茫了，递交了辞职信之后，心里感觉轻松了很多，终于下了决心。之前一直在考虑辞职的事，真的要付诸行动的话，还需要一个契机，现在这样很好。"

为了更好地理解这幅拼贴画作品，那就有必要将递交辞呈的事也一起考虑进去。因为在改善抑郁状态的过程中，在来访者身上发生了这样的行为化。

这幅作品整体上比较冷清、灰暗、孤独，有古建筑物，还有水中的景色。虽然给人的印象是时间和动作都是静止着的，但来访者开始拼贴动物（水中低垂着脑袋的马）了，无论画面中马是不是有奔跑的能力，但是在水中它是无法动的。马低垂着脑袋，就像是在咨询中耷拉着脑袋的来访者一样。这些都显示了一种抑郁的状态。就好像丧失了运动的方向感。为了打破这样的抑郁状态，雷电在闪动着，水中也加入了火。来访者感到像是"被雷劈中"般的强烈的冲击。以这个闪电为契机，静止的时间开始启动了。闪电以一种由上到下的很明确的方向展示着，这是不可逆转的，而且方向也是固定的。

以递交辞呈为转机，来访者突然就变得有精神起来，抑郁状态也转变成轻度躁狂的状态。在第17次咨询中，开始聊起了未来的蓝图："感觉非常好，整个世界变得非常欢快，有了戏剧性的转变。与之前恢复的方式有所不同：之前是一点点恢复，这次是戏剧般地一下子变了，整个世界变得特别欢快。虽然听起来很奇怪，但是工作很开心，感觉像是穿过了一条很长的隧道一样。虽然我太太说既然那么有精神，那就重新考虑一下辞职的事吧。可是无论谁说了什么，我还是决定要辞职。接下来只有好好证明自己了。考虑了很多关于自己的未来，想要去考一个证。"来访者终于确定了自己未来的方向。就好像原本他是有能量的，只是不知道方向，所以无法启动这些能量。但只要确定了方向，马上就可以启动这些能量了。

在第18次咨询中，来访者制作了最后的拼贴画作品，并说了下面的一段话："我感觉自己现在可以胜任任何工作了，脑袋也好像被清空了。以前从未像这次戏剧般地一下子就恢复过来。终于下了决心辞职了。上周的九分割统合绘画法，通过描绘了'未来自己的意象'，使我对自我的意象也变得越来越清晰了。这样真的是太好了。职场的同事们也为我开了送别会，很开心。没有偷偷地辞职，真的是太好了。"

［拼贴画4］（第18次咨询）（图7-14）

"如果有印象派的图片材料就好了，像莫奈（Claude Monet）、雷诺阿（Pierre-Auguste Renoir）我都很喜欢。抑郁时，制作时觉得非常吃力，提

183

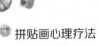
不起劲儿来。"一边这样说道，一边开始动手拼贴起来了。"应该不需要说明吧，这样的感觉。抑郁的时候，那些明亮的东西是一点都不想去看。眼里只看得到那些灰暗的东西。真的是喜欢莫奈这种风格的东西。"

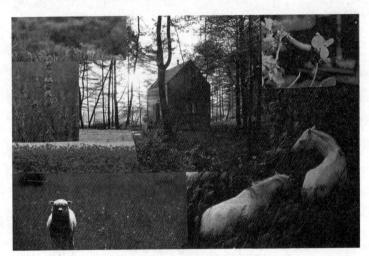

图7-14　拼贴画4(第18次咨询)"阳光倾泻下来的景色"

（作品的中间是一个被森林包围着的山中小屋，森林的对面有太阳光照耀着。左下角有一头伫立在草原上的羊（这是不是来访者的自我意象呢？）再上去一点是一片红色的花田，田里种着紫色的花，还有红色的杜鹃花。右下角是奔驰在草原上的两匹白马。右上角是黄色的像豌豆一样的花。）

（这时，咨询师和来访者一起重新回顾了到当下为止制作的四幅作品，清晰可见的是从灰暗的作品变成了现在明亮的作品。）

从时间轴来说的话，大概就是从现在到未来。从空间轴来说，可以看到以房子为中心向外扩展。和沙漠（拼贴画1）、月球、岩山（拼贴画2）、水中（拼贴画3）比较的话，这幅作品是完全着眼于地面的。在地面上建起了房子，可以说起点是稳定的。以此为中心，周围有茂密的树木、盛开的花朵、肥沃的牧草，也有适宜居住的土壤。另外在土地上还有奔驰着的骏马。所有生命活动的基础——土壤是最主要的空间。

关于贯穿这幅作品的判断标准，最合适的说法首先是"明亮—灰暗"轴，或者是"生—死"轴。太阳升起了，画面整体上是发光明亮的。花的颜色也是美丽的红、黄、紫等。与之前的作品对比，一下子就可以感受到明显的变化。以前的作品给人一种死气沉沉的感觉，可是这幅作品是一种死而复苏的感觉，就好像是一种从抑郁状态恢复起来的象征。

另外在这幅作品中，出现了两匹奔跑着的骏马。比较作品1"漫无目的地走在沙漠中"→作品2"包裹在宇航服中的宇航员"、"美人鱼"→作品3"水中低垂着脑袋的马"，可以看出来访者的状态是在慢慢地恢复过来。

从动作与方向性来说，图7-10中是完全不知道要去往哪里的状态，还有图7-12摇摇晃晃在走动的宇航员。可是图7-13中变成了方向从上往下的闪电，动作的方向很明确，是从上往下且不可逆转的明确的方向。图7-14中动态上变化为：太阳慢慢地上升，以及在水平方向上奔跑的两匹骏马。

也就说，"明亮—灰暗""生—死""静止—活动""明确的方向—没有方向"这些判断标准对抑郁状态的评估是有效的。

之后，咨询断断续续地持续了一年，但是来访者再也没有回到抑郁的状态，也顺利地通过了资格考试。在那之后咨询就结束了。

第三节　总　结

在心理临床的实践中，拼贴画作品是为了更好地了解咨询过程的线索。就像荣格所说的那样，拼贴画作品把隐藏在心中的意象可视化了，然后由此加深了对自我的认识。

在不登校个案中，拼贴画作品很好地表现了虽然想去学校，可怎么也去不了的心情；而对于陷入抑郁状态的来访者而言，拼贴画作品也很好地展现了灰暗的情绪中，对生存的意义以及未来方向的探索。像这样的心理临床个案，在其他的咨询实践中也可以广泛地应用。

译者注
关于"不登校"的日本文化概念

"不登校"用语的变迁历程

"学校恐惧症（school phobia）"（1941）→"不愿上学（school reluctance）"（1951）→"拒绝上学（school refusal）"（1957）→"不登校（non-attendance at school）"（1994至今）。

"不登校"的历史变迁

自开展学校教育以来，关于逃学（怠学）现象的研究就指出：与一直以来所说的逃学孩子性质不同，被称作"学校恐惧症""不愿上学""拒绝上学""不登校"的孩子身上持有一些神经症症状。关于这点有许多学者，如英国学者Broadwin（1932）和美国学者Partridge（1939）在逃学现象研究中有所提到。在那之后学者Johnson（1941）将其作为一种新的情绪障碍症，命名为"学校恐惧症（school phobia）"。另一方面北村（1991）报告，Treynor（1929）曾把这个现象命名为"学校病（school sickness）"。无论是哪一种命名，都开启了一个新篇章，将其作为一个单独的全新的领域，从当时的逃学现象中独立分离出来。

在那之后，Klein（1945）以及Warren（1948）从精神分析的角度基本支持了Johnson等人的研究，只是在"恐惧症"这一命名上持有保留意见，分别使用了"不愿上学（reluctance to go to school）"、"拒绝上学（refusal to go to school）"。对于这点，Johnson（1957）自己也提出了，考虑这一症状与母亲的分离不安有关，与其说是对学校的恐惧，不如认为应该称为"分离焦虑症"。另外，Kahn（1958）也提出了由于这种现象并不是特殊的病理问题，应称之为"拒绝上学（school refusal）"并把它作为论文的标题。

关于这个命名的发展，横田（1994）也做了以下阐述："拒绝上学"这个词是针对精神分析色彩过于浓烈的"学校恐惧症"应运而生的（32页）。另外这不是疾病或症候群（Davidson，1960），从症状特征的角度来看的话，Hersov在1960年提议将其命名为"不登校"。

在日本，最初由佐藤（修）（1959）做了"神经症性质的拒绝上学"研究报告，接着雕见（1960）用"学校恐惧症"也做了研究报告。另外，高木（1959）关于长期缺席的精神医学的调查报告中，也记载了与"学校恐惧症"相一致的名称。还有根据佐藤（修）（1996），由厚生省儿童局监修的"儿童个案调查个案集"（1949年创刊），1957年在宫城县是以"拒绝上学"为个案名做了首次报告，并且之后每年在其他府县做报告时，也持续使用着。

1951年日本关于长期缺席儿童、学生的全国性调查开始以来，一直使用"不愿学习、不愿上学"的文部省，也在1967年之后，将其作为从长期缺席儿童、学生的缺席理由中独立分离出来的种类项目，使用了"不愿上学"这一说法。在那之后，1983年的"学生指导研究资料第12集（18集）"中，将"不愿上学"归并到"拒绝上学"的项目中，自此就固定地使用"拒绝上学"一词来展开了全国性调查。

在这一过程中，相对于欧美学者们比较常使用的"学校恐惧症"一词，日本学者则更多地使用"拒绝上学"。关于这点，鑪（lú，炉的异体字，人名）（1989）做了以下的阐述：自1970年以后，"不愿上学"这一用语开始普遍化，一方面这是为了避免给大众留下"恐惧症"这一精神病理学的印象，另一方面也体现了当时的社会风气，将这一现象视为一种不适应行为，并加以介入（260页）。

在那之后，尤其是1980年以后，和Davidson（1960）同样，稻村在1994年（9页）指出："从最近的临床观察去分析……这并不是真正的临床考察对象，而是在各种各样精神障碍的发病过程中呈现的症状或者是各种

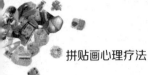

症候群的混合。"于是与"不愿上学"一词并列，学界开始使用"不登校"一词。接着1989年开始，文部省的"学校不适应对策调查研究协助者会议"中，引发了学界对"不愿上学其实在任何孩子身上都可能发生"这一假设的思考。此后一直到现在，学界都固定使用"不登校"。而且，文部省在这个会议的报告中（期间总结，1990）首次使用了"不愿上学（不登校）"这样的标注，之后更是将1998年开始的学校基础调查中的"不愿上学"项目名更改成"不登校"。

不登校的分类表（出自维基百科）

状态	学籍	处理	出席情况
不登校	非在籍（无学籍）	在正式得到学籍之前，无法出席	
	在籍（有学籍）	停止出席	出席与否都不认可
不登校倾向		缺席	持续的长期缺席
			断断续续的长期缺席
登校			短暂性的缺席（短期缺席）
		出席	

"学校恐惧症""拒绝上学""不登校"在定义上的微妙区别

学校恐惧症：在20世纪初的欧美国家最开始使用"学校恐惧症"这个词，它指的是逃学的孩子，或者在学业上偷懒的孩子。这种状态是父母与孩子的关系过于紧密，孩子对于去没有父母的学校而抱有恐惧的心理。它是由美国的学者Johnson提出，而当时日本正处于大正时代（1912—1926）。

拒绝上学：日本处于昭和时代（1926—1989），进入了高度经济成长期，出现越来越多跟"学校恐惧症"不符合的个案。这些孩子对于学校根本不恐惧。因此，"学校恐惧症"这个词就无法表达所有的现象，产生了局限性。与此同时，"拒绝上学"这个新词登场了。

"拒绝上学"指的是由于父母过度干涉或过度保护，或者家庭环境很恶劣，又或者是本人成长过程中遭遇一些问题而出现的不上学现象。即，"拒绝上学"所处的背景是由于本人或是父母还有家庭的问题而导致无法去学校。无法去学校是"拒绝上学"最大的特征。还有一点特别要说的就是"拒绝上学"是指那些不去学校的孩子，并没有歧视或差别对待的意思，所以使用起来比较中性。

　　不登校：在昭和末期到平成（1989至今）初期时，学界发现了"拒绝上学"无法解释的个案。父母家庭环境一般，本人的成长过程以及性格都没有问题，可就是无法去学校。因此伴随着出现的就是"不登校"一词。关于"不登校"的定义，当时的文部省（教育局）提出一个思考："不登校这个现象其实在任何的孩子身上都可能发生"，并且还指出此现象的出现并不是任何人的错，这一想法还渗透到整个日本社会。根据"文部省的不登校的定义基准是缺席30日及以上"的规定，将"不登校学生"定义为：由于一些心理上、情绪上、身体上或者是社会的原因，不上学或者想上学却无法上学的状况，并且这种状况一年内持续30日以上的缺席者中，除去因生病和经济方面的理由而无法出席的人。

"不登校"这个词的局限

　　由于"不登校"这个词所指的范围实在太大，所以内容就太宽泛了。比如所谓的不良少年由于不正当行为或者沉迷于游戏而不去学校的状态也包含在"不登校"中。而因欺凌和人际关系问题无法去学校的现象也是"不登校"。而且感觉完全没必要去学校的"没精神不登校"也是使用"不登校"。即，用"不登校"这个词解释各种不同的现象是有些勉强的。只是讨论"不登校"的原因是在于家长，还是在于自己本人，还是在于社会的制度，也是很难有答案的，而且如果无法探究到它的背景的话，单单去讨论"不登校"的原因也是没有意义的。

参考文献

保坂亨（2002）不登校をめぐる歴史・現状・課題　展望. The Annual Repot of Educational Psychology in Japan，Vol. 41，158-159

　　https：//ja.wikipedia.org/wiki/%E4%B8%8D%E7%99%BB%E6%A0%A1 （2016/4/24 引用）

　　http：//futoko-support.com/difference/（2016/4/24引用）

189

参考文献

Adelstein. L, Nelson. D L.Effect of sharing versus non-sharing on affective meaning in collage activities. Occupational Therapy in Mental Health. 1985, 5 (2): 29-45.

秋元勇治，式場冨美子，長谷川和子，福田弘子，赤川直子.病院内書道活動（第Ⅱ報）—慢性欠陥分裂病者の作品を中心に—.芸術療法学会誌.1987, 18: 67-74.

秋山さと子.ブリコラージュ・時・箱庭療法.現代詩手帖.思潮社，1985, 28 (2): 114-119.

American Psychological Association.Publication Manual of the American Psychological Association. 5th edition, 2004.//江藤裕之，前田樹海，田中建彦，译.APA論文作成マニュアル.医学書院，2004.

青木智子.グループによるコラージュ技法導人の試み—コラージュエクササイズを用いたグループエンカウンターと気分変容についての検討—.日本芸術療法学会誌，2001, 32 (2): 26-33.

青木智子.コラージュ療法の発展的活用—個人面接・グループワークでの事例を中心として—.風間書房，2005.

荒井真太郎，コラージュ作品における感情状態の表現について.関西国際大学研究紀要，2004, 5: 155-170.

浅野孝子，守田浩一，川原律子，細江紀江，桂截作，森谷寛之.コラージュ療法を導入した不登校の一症例.臨床描画研究，1996, 11: 83-97.

Boss. M. Psychoanalyse and Daseinsanalytik. Verlag Hans Huber. Bern，1957.//笠原嘉，三好郁男，译.精神分析と現存在分析.みすず書房，1962.

Breton. A. Manifeste du surréalisme /Poisson soluble，1924. //厳谷国士，译.シュルレアリスム宣言・溶ける魚.学藝書林，1989.

Buck.R E，Provancher，M A.Magazine picture collage as an evaluative technique. American Jounal of Occupational Therapy，1972，26（1）：36-39.

Burns. R. C.（1990）A Guide to Family- Centered Cirle Drawings（F-C-C-D）with Symbol Probes and Visual Free Association. Brunner/Mazel.Inc. //加藤孝正，江口昇勇，译.円枠家族描画法入門.金剛出版，1991.

Burns. R C.臨床描画技法の過去・現在・未来.渋沢田鶴子，译.臨床描画研究，1992，7：78-86.

Carter. B A，Nelson. D L，Duncomble. L W.The effect of psychological type on the mood and meaning of tow collage activities. The American Journal of Occupational Therapy，1983，37（10）：688-693.

Erikson.E H.Identity and the Life Cycle. International Universities Press. Inc，1959.//小此木啓吾，译編.自我同一性—アイデンティティとライフサイクル.誠信書房，1973.

Erikson. E H. Identity and the Life Cycle. International Universities Press. Inc，1959.//西平直，中島由恵，译.アイデンティティとライフサイクル.誠信書房，2011.

Ernst.M.La Femme 100Tetes.1929.//厳谷國士，译.百頭女.河出書房新社，1974.

Freud. S.Vorlesungen zur Einfuhrung in die Psychoanalyse，1971.//懸田克躬，高橋義孝，译.精神分析入門.フロイト著作集1.人文書院，1971.

藤井恭子.中学生のコラージュにみられる思春期の発達的特徴.茨城県立医療大学紀要，2002，7：143-151.

藤掛明.非行少年の素顔に触れるとき—描画臨床の現場から.月刊少年育成，1994，vol. 6：16-24.

藤掛明，小島賢一，中村尚義，上野雅弘.非行少年のコラージュ

（2）（3）.犯罪心理学研究.1994，32：20-23.

藤掛明，馬場千加子，柴原哉子.コラージュ教室の試み—少年鑑別所における自己啓発型の外来相談.犯罪心理学研究.1995，33：80-81.

藤掛明.コラージュ技法と非行臨床.犯罪と非行.110.矯正福祉会，1996.

藤掛明，等.非行臨床の実践—心理テストにおける診断と援助.金剛出版.1998a.

藤掛明.非行少年の心の傷と感情の世界.月刊少年育成.1998b，506：28-37.

藤掛明.非行臨床におけるコラージュ療法，1999.//森谷寛之，杉浦京子，編.コラージュ療法.現代のエスプリ，1999.386.219-227.

藤掛明.描画テスト・描画療法入門.金剛出版，1999.

藤掛明.非行カウンセリング入門—背伸びと行動化を扱う心理臨床.金剛出版，2002.

藤掛明.ハガキを使ったコラージュ技法について.犯罪心理研究，2003.41（特別号）：78-79.

藤掛明.非行臨床におけるコラージュ技法の実践，2004.//高江洲義英，入江茂，編.コラージュ療法・造形療法.岩崎学術出版，2004：109-122.

藤掛明.刑務所における集団コラージュ療法の試み—犯罪臨床における描画の意味.臨床描画研究.2005，20：26-39.

藤本大三郎.コラーゲン.共立出版，1994.

藤田晶子.一慢性分裂病者にみられたコラージュ表現.日本芸術療法学会誌，1997，28（1）：77-82.

藤田晶子.職場不適応を起こした青年女子の面接過程—箱庭・コラージュなどのイメージを用いて.箱庭療法学研究.1997，10（2）：54-64.

Greenspoon. D B. The development of self-expression in a severely disturbed adolescent. American Journal of Art Therapy，1982，22：17-22.

原千恵子.ナラティヴ・アプローチによる認知症高齢者のコラージ

ュ.臨床描画研究，2006，21：133-150.

長谷川和子，式場冨美子，秋元勇治，福田弘子，赤川直子.病院内書道活動（第Ⅰ報）―お手本の選択方法による患者の変化について―.芸術療法学会誌，1986，17：7-13.

長谷川早苗.グループによるコラージュ・デイケアの試み.日本箱庭療法学会第16回大会プログラム/発表論文集（武庫川女子大学），2002：56-57.

長谷川早苗.統合失調症のコラージュ過程.箱庭療法学研究，2003，16（2）：43-56.

長谷川早苗.統合失調症事例の作品変化―コラージュグループ鑑賞会の意義をふまえて.コラージュ療法学研究.2011，2（1）：3-15.

畑中千紘，コラージュ表現についての考察―コラージュの制作の仕方にみる対象とのかかわり方―.京都大学大学院教育学研究科紀要，2006，52：213-224.

服部令子.対人恐怖症の学生に施行したコラージュ療法過程.第12回東京ユング研究会抄録集，1991.

服部令子.強迫神経症の学生に試みた夢分析とコラージュ療法.臨床心理士研修会（福島），1991.

服部令子.抑うつ状態の学生に対するコラージュ療法.第7回日本精神衛生学会抄録集（東京），1991.

服部令子.対人恐怖症の学生に試行したコラージュ療法.早稲田大学学生相談センター，1992，24：13-22.

服部令子.心理療法としてのコラージュ療法―1.こころの健康，1992，7（2）：60-68.

服部令子.うつ状態の学生に対するコラージュ療法，1992.//杉浦京子，森谷寛之，等.体験コラージュ療法.山王出版，1992：84-121.

服部令子，杉浦京子.対人恐怖に対するコラージュ療法.日本芸術療法学会誌，1992.23（1）：76-84.

服部令子.強迫神経症の学生に試行したコラージュ療法.1993.//森谷

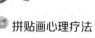

寛之，等.コラージュ療法入門.創元社，1993：73-90.

服部令子.自己不全感を訴えた一女性—箱庭メルヘンとコラージュと—.箱庭療法学研究，1993，6（1）：37-48.

服部令子.心理療法としてのコラージュ療法2—うつ状態を訴えた一女性—.こころの健康，1994，9（1）：93-100.

服部令子.パニックディスオーダーの一女学生へのコラージュ療法—カラー台紙の試み—.第23回日本芸術療法学会発表論文集.中京大学，1996，23.

服部令子.コラージュ療法における対人恐怖の表現特徴.日本芸術療法学会誌，1997，28（1）：92-96.

服部令子.対人恐怖症者の表現特徴.1999.//森谷寛之，杉浦京子，編.コラージュ療法.現代のエスプリ.至文堂，1999，386：143-152.

服部令子.コラージュ療法，2003.//山中康裕，編著.表現療法.ミネルヴァ書房，2003：161-190.

服部令子，巻頭言「日本コラージュ療法学会」誕生への思い—私の心理臨床半世紀—.コラージュ療法学研究，2001，2（1）：1-2.

東山紘久.箱庭療法.誠信書房，1994.

Holmes. C, Bauer. W.Establishing an occupational therapy department in a community hospital. American Journal of Occupational Therapy，1970，24（3）：219-221.

法務省矯正局.アート・クリック作品事例集—イメージをわかち合うための7つの講座，2001.

匹田幸余.末期癌患者のコラージュ表現，1999.//森谷寛之，杉浦京子，編.コラージュ療法.現代のエスプリ，1999，386，153-163.

細谷紀江.心身症の治療—14　コラージュ療法.心療内科，1999，3（5）：344-351.

池田満寿夫.コラージュ論.白水社，1987.

Ikemi. A, Yano. K, Miyake. M, Matsuoka. A. Experimental Collage Work：Exploring meaning in collage from a Focusing-oriented perspective. 心理

臨床学研究，2007，25（4）：464-475.

市井眞知子.放火を繰り返した少年へのコラージュ療法.犯罪心理学研究，1996，34：3-4.

市井眞知子.コラージュ表現に見られる一特徴.犯罪心理学研究，1997，35：10-11.

市井眞知子.少年鑑別所・少年院におけるコラージュ技法の活用について（研究科第30回研修員の報告書），1998.

市井眞知子.少年鑑別所・少年院におけるコラージュ技法.矯正研修所紀要.1998，3：69-74.

市井眞知子.コラージュ技法の実際.刑政，1999，110（4）：56-64.

今村友木子.分裂病者のコラージュ表現―統一材料を用いた量的比較―.名古屋大　学大学院教育発達科学研究科紀要（心理発達科学），2001，48：185-195.

今村友木子.分裂病者のコラージュ表現―枠の効果に関する検討―.日本芸術療法学会誌，2001，32（2）：14-25.

今村友木子.コラージュ印象評定尺度による分裂病患者のコラージュ表現特徴―.心理臨床学会第21回大会発表論文集，2002，106.

今村友木子.印象評定を用いた統合失調症者のコラージュ表現の分析.心理臨床学研究，2004，22（3）：217-227.

今村友木子.コラージュ表現―統合失調症者の特徴を探る―.創元社，2006.

今村友木子.評定者のコラージュ療法経験と印象評定.心理臨床学研究，2010，28（2）：151-160.

入江茂.イメージの錬金術―コラージュ療法.イマーゴ，1991，3月号：178-185.

入江茂.小児心身症の心理療法―コラージュ療法.小児内科，1991，23：85-89.

入江茂，高江洲義英，大森健一.コラージュ的発想と芸術療法―芸術家のコラージュ療法作品を中心に―.日本芸術療法学会誌，1992，23

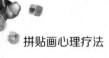

（1）：85-92.

入江茂.美術史におけるコラージュ，1993.//森谷他編（1993）コラージュ療法入門.創元社，1993：15-25.

入江茂.現代絵画におけるコラージュの発想の意義―ピカソのキュビスムの時期を中心に，1999.//森谷寛之，杉浦京子，編.コラージュ療法.現代のエスプリ，1999，386：33-41.

入江茂，杉浦京子，企画，服部令子，近喰ふじ子，司会，山本映子，石崎淳一，話題提供者，森谷寛之，中村勝治，指定討論者.老年期におけるコラージュ療法.心理臨床学会第21回大会自主シンポ，2002.

入江茂.はじめに.//高江洲義英，入江茂，編.コラージュ療法・造形療法.岩崎学術出版，2004：7-14.

入江茂.日本のコラージュ療法に関する文献.//高江洲義英，入江茂，編.コラージュ療法・造形療法.岩崎学術出版，2004：145-153.

石口貴子，島谷まき子.コラージュ制作体験と気分変容.昭和女子大学生活心理研究所紀要，2006，9：89-98.

石井久美子.コラージュ療法を導入したある心身症児との面接過程―ファンタジーの回復―.心理臨床事例集.日本教育臨床研究会，1994.

石原みちる.虐待を受けていた中学生の学校臨床場面におけるコラージュ療法過程箱庭療法学研究，2010，23（1）：59-73.

石﨑淳一.アルツハイマー病患者のコラージュ表現―形式内容の分析の結果.心理臨床学研究，2001，18（2）：191-196.

石﨑淳一.コラージュに見る痴呆高齢者の内的世界―中程度アルツハイマー病患者の作品から.心理臨床学研究，2001，19（3）：278-289.

岩岡眞弘，コラージュ療法の基礎的研究―高校生の表現特徴.鳴門教育大学大学院修士論文，1998.

岩岡眞弘.コラージュ表現における集計調査研究―高校生を中心に（1）.日本芸術療法学会誌，2010，40（1）：27-34.

岩岡眞弘.コラージュ表現における集計調査研究―高校生を中心に（2）.日本芸術療法学会誌，2010，40（1）.35-42.

Jaffe. A.Symbols in Art，1964. Jung. C. G. et al.Man and his Symbols. Aldus Books Limited. London，1964//ヤッフェ，河合隼雄，译.ものにひそむ魂.ユング.C.G他人間と象徴—無意識の世界—.河出書房新社.1972：170-184.

Jaffe. A.ed.Memories， Dreams， Reflections by C. G. Jung. Random House. Inc. Piblisher：Pantheon Books. New York，1961，1962，1963//河合隼雄，藤縄昭，出井淑子，译.ユング自伝1，2—思い出・夢・思想—.みすず書房，1972.

Jarchov. I.Bildnereien and Texte aus psychiatrischen Anstalten（ca 1890~1920）.芸術療法誌，1980，11：79-88.

Jung. C. G.Die transzendente Funktion，1916.//松代洋一，译.超越機能創造する無意識—ユングの文芸論.平凡社，1996：111-162.

Jung. C G，Sonu Shamdasani，ed.The Res Book，2009.//河合隼雄，監译.赤の書.創元社，2010.07.10.

Kalff. D M.Sandspiel — Seine therapeutische Wirkung auf die Psyche. Rascher Verlag，Zuerich und Stuttgart，1966.//河合隼雄，監修.大原貢，山中康裕，译.カルフ箱庭療法，誠信書房，1972.

Kalff. D M.Sandspiel — Seine therapeutische Wirkung auf die Psyche. Ernst Reinhardt Verlag，Muenchen/Basel，1996.//カルフ・ドラ・M，山中康裕，監译.河合隼雄，解説.カルフ箱庭療法[新版].誠信書房，1999.

上別府圭子，海老沢佐知江.臨床場面におけるコラージュ使用上の留意点—学会ワークショップおよび精神分裂病者のコラージュの検討—.臨床描画研究，1996，11：60-82.

上別府圭子.臨床場面におけるコラージュの安全性の再検討—主に精神分裂病者の「貼る過程」について.1999.//森谷寛之，杉浦京子，編.コラージュ療法.現代のエスプリ，1999，386：164-174.

片山睦枝，木内喜久江，佐藤昌子，永井真司.不登校中学生による伝言板的「壁コラージュ」のこころみ.日本心理臨床学会第16回大会発表論文集.1997：394-395.

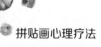

加藤大樹.ブロックとコラージュの臨床心理学.ナカニシヤ出版，2012.

川原津子，細谷紀江，中村延江他.コラージュ療法の適用と実践第10報—コラージュ・シートによる製作法の試み.心身医学，1996，36：217.

河合隼雄.ユング派の分析の体験，1967.//河合隼雄.ユング心理学入門.培風館，1967：301-317.

河合隼雄，編.箱庭療法入門.誠信書房，1969.

河合隼雄.箱庭療法理論と実際.河合隼雄著作集3心理療法.岩波書店，1994：225-266./児童心理，1971年11月号，12月号；カウンセリングと人間性.創元社，1975.

河合隼雄，中村雄二郎.トポスの知—箱庭療法の世界.ＴＢＳブリタニカ，1984.

河井孝予.コラージュ制作による気分変化と作品印象との関連.第34回日本芸術療法学会発表論文集，2002，11.

吉川武彦.書評『体験コラージュ療法』／『遊び』から『芸術療法』，そして『コラージュ療法』へ.こころの健康，1993，8（1）：76-77.

菊池和美.Y-G性格検査によるパーソナリティ傾向から見たコラージュ表現.日本箱庭療法学会第16回大会プログラム／発表論文集.武庫川女子大学，2002：80-81.

木村晴子.箱庭療法—基礎的研究と実践.創元社，1985.

木下由美子，伊藤義美.コラージュ表現による感情体験に関する一考察.情報文化研究，2001，13，127-144.

岸井謙児.色と枠による画面構成がコラージュ表現に及ぼす影響について—色彩フレーミング・コラージュ法の試み.兵庫教育大学大学院修士課程修士論文，2002.

岸井謙児.色と枠による画面構成がコラージュ表現に及ぼす影響について（その1）—台紙における色のコラージュ表現に及ぼす影響—.日本芸術療法学会誌，2002，33（1）：22-29.

Klein. M.Envy and Gratitude- A Study of Unconscious Sources. Tavistock Publications Limited. London，1957.//松本善男，译.羡望と感謝——無意識の源泉について.みすず書房，1975.

小島賢一.非行少年のコラージュ—事例を通して II.犯罪心理学研究，1995，33：82-83.

Koechin. S J. Principles and Intervention in the clinic and Community. Basic Books Inc.，New Tork，1967//村瀬孝雄，監訳.現代臨床心理学—クリニックとコミュニティにおける介入の原理.弘文堂，1980.

近喰ふじ子，杉浦京子，服部令子.家族コラージュ法による相互作用の効果.日本芸術療法学会誌，1993，24（1）：70-83.

近喰ふじ子，杉浦京子.不登校児へ試みたコラージュ療法—母親のコラージュ作品からの内的変化の検討—.小児の精神と神経，1993，33（3，4）：311-326.

近喰ふじ子.気管支喘息男子へのコラージュ療法の経験.小児の精神と神経，1994，34（4）：227-237.

近喰ふじ子.集団芸術療法とコラージュ表現（2）—喘息サマースクールでの「裏コラージュ」表現と表現分析の関係—.東京家政大学研究紀要，2000，40：211-217.

近喰ふじ子.コラージュ制作が精神・身体に与える影響と効果—日本版POMSとエゴグラムからの検討—.日本芸術療法学会誌，2000，31（2）：66-75.

河野荘子，岡田敦.人格の病理とコラージュ表現.現代のエスプリ別冊.至文堂，1997：85-99.

日下部康弘，加藤敏，大沢卓郎，山下晃弘。躁うつ病患者のコラージュ表現—回復期における表現の変化とその治療的意義，1999.//森谷寛之，杉浦京子，編（1999）コラージュ療法.現代のエスプリ，1999，386：132-142.

日下部康弘，大沢卓郎，山下晃弘，加藤敏.強迫神経症者のコラージュ表現とその治療過程—デイケアでの集団コラージュレクリエーショ

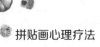

ンの作品から—.第34回日本芸術療法学会発表論文集，2002，12.

日下部康弘.デイケア・作業療法におけるコラージュ療法—集団で行うコラージュ療法の有益性と注意点，2004.//高江洲義英・入江　茂編（2004）コラージュ療法・造形療法.岩崎学術出版，2004：93-108.

Landgarten. H B. Family Art Therapy. Brunner/Mazel， Inc. New York，1987.

Landgarten. H B.アートセラピイによる家族療法.岩村由美子，译，構成.臨床描画研究，1987，2：109-125.//石川元，解題.臨床描画研究，1987，2：125-127.

Landgarten. H B.Magazine Photo Collage： A Multicultural Assessment and Treatment Technique. Brunner/Mazel， Inc，1993.//近喰ふじ子，森谷寛之，杉浦京子，入江茂，服部令子，译.マガジン・フォト・コラージュ—心理査定と治療技法—.誠信書房，2003.

Lerner.C J， Ross.G. The Magazine Pciture Collage： Development of an Objective Scoring System. The American Journal of Occupational Therapy，1977，31（3）：56-161.

Lerner.C J.The Magazine Picture Collage： Its Clinical Use and Validity as an Assesment Device. American Journal Occupational Therapy， 1979， 33（8）：500-504.

Levine. J. The creative process："Looking backwards"： A biographic narrative collage. Dissertation Abstracts International，1986，47（5-B）：2141-2142.

Lipkin. S. The imaginary collage and its use in psychotherapy. Psychotherapy： Theory， Reseach & Practice，1970，7（4）：238-242.

Lowenfeld. M. The world pictures of children—A method of recording and studying them. Brit. J. Med. Psychol.，1939，18：65-101.

Lowenfeld. M.The nature and use of the Lowenfeld World Technique in work with children and adults. The Journal of Psychology，1950，30：325-331.

町田陽子.コラージュ制作が自我機能に与える影響について．日本描画テスト・描画療法学会第 8 回大会抄録集. 1998, 36.

牧田浩一, 田中雄三. 被虐待児に対するコラージュ療法の試み. 日本芸術療法学会　誌, 2001, 32 (1): 21-29.

松田正子. 21年の長期にひきこもりを続けた男性のコラージュ療法. コラージュ療法学研究, 2010, 1 (1): 31-41.

Meier. C A. Lehrbuch der Komplexen Psychologie C. G. Jungs: Die Empirie des Unbewussten. (Band Ⅰ), Walter-Verlag AG, 1968.//河合隼雄, 監修. 河合隼雄, 森谷寛之, 译. ユング心理学概説 1 無意識の現れ. 創元社, 1996.

Meier. C A. (1975) Lehrbuch der Komplexen Psychologie C. G. Jungs: Bewusstsein. (Band Ⅲ). Walter-Verlag AG, 1975.//河合隼雄, 監修. 氏原寛, 译. ユング心理学概説 3 意識ーユング心理学における意識形成. 創元社, 1996.

三木アヤ. 増補・自己への道ー箱庭療法による内的訓育ー. 黎明書房, 1992.

三木アヤ, 光元和憲, 田中千穂子. 体験箱庭療法ー箱庭療法の基礎と実際. 山王出版, 1991.

宮本邦雄, 中山幸子. 本邦におけるコラージュ療法に関する文献目録. 東海女子大学紀要, 2003, 23: 167-174.

宮武良徳. 不登校児童生徒への望ましい援助の在り方ー若竹学園におけるコラージュ, エゴグラムを用いた援助の考察ー. 平成 7 年度教育相談研修報告 (香川県教育委員センター), 1996: 1-12.

三輪 (今村) 友木子. 自然に共にいることをめざしてー分裂病小集団へのコラージュによる心理療法, 1999.//渡辺雄三編. 仕事としての心理療法. 人文書院, 2004: 237-260.

Moriarty.J.Collage group therapy with female chronic schizophrenic inpatients. Psychotherapy: Theory, Research & Practice. 1973, 10 (2): 153-154.

森谷寛之. イメージの多様性とその統合ーマンダラ画法について. 心

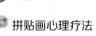
理臨床学研究，1986：71-82.

森谷寛之.イメージ調査法としての九分割統合絵画法－大学生の『自己イメージ』について.臨床描画研究，1987，2，154-167.

森谷寛之.心理療法におけるコラージュ（切り貼り遊び）の利用.第126回東海精神神経学会.静岡県養心荘，1987.

森谷寛之.心理療法におけるコラージュ（切り貼り遊び）の利用.精神神経学雑誌，1988，90（5）：450.

森谷寛之.児童心理外来——コラージュ技法の再発見—.愛知医科大学小児科教室のあゆみ（1986-1988），1989a，3：98-99.

森谷寛之.抑うつ神経症のコラージュ療法.愛知医科大学基礎科学科紀要.1989，16：1-14.

森谷寛之.チックの心理療法.金剛出版，1990.

森谷寛之.心理療法におけるコラージュ（切り貼り遊び）の利用—砂遊び・箱庭・コラージュ—.芸術療法，1990，21（1）：27-37.

森谷寛之，堀口久美子，藤本孟男.思春期やせ症のコラージュ療法.愛知医科大学基礎科学科紀要，1990，17：1-23.

森谷寛之.児童心理外来—コラージュ技法のその後の発展—.愛知医科大学小児科教室のあゆみ（1989-1991），1992，4：79-80.

森谷寛之，杉浦京子，入江茂，山中康裕，編.コラージュ療法入門.創元社，1993.

森谷寛之.マルセル・デュシャンと箱庭療法.箱庭療法学研究，1994，7（1）：1-2.

森谷寛之.子どものアートセラピー—箱庭・描画・コラージュ—.金剛出版．1995.

森谷寛之.コラージュ療法におけるアセスメント.現代のエスプリ.1998，386：51-58.

森谷寛之，杉浦京子，編.コラージュ療法.現代のエスプ，1999，386.

森谷寛之.不登校と無意識の仮説，2000：19-21.//森谷寛之，田中雄

三.生徒指導と心の教育―入門編.培風館，2000：19-21.

　森谷寛之.箱庭療法とコラージュ療法―コラージュ療法成立のいきさつ，2002.//岡田康伸，　編.箱庭療法シリーズⅡ―箱庭療法の本質と周辺.現代のエスプリ別冊.至文堂：142-155.

　森谷寛之.芸術療法，2003.//田嶋誠一，編.臨床心理学全書9―臨床心理面接技法2.誠信書房：97-153.

　森谷寛之.コラージュ療法の起源をめぐる諸問題―基礎となる初期文献資料を中心に―.臨床心理研究―京都文教大学心理臨床センター紀要，2008，10：33-66.

　森谷寛之.Letter to Editor<1>コラージュ療法の起源にまつわる間違った論文記述について.日本芸術療法学会誌，2008，38（1）：84-86.

　森谷寛之.コラージュ療法の起源をめぐる諸問題―研究発表の倫理に関する議論に向けて―.遊戯療法学研究，2008，7（1）：100-105.

　森谷寛之.「提言：医療領域に従事する『職能心理士（医療心理）』の国家資格法政の確立を」に対する意見―心理学ワールドの協力体制の構築に向けて.臨床心理研究―京都文教大学心理臨床センター紀要，2009，10：33-66.

　森谷寛之.討論：心理学会のアンブレラ.遊戯療法学研究，2009，8（1）：80-86.

　森谷寛之，服部令子.日本心理臨床学会「倫理公告」に添えて―許されない研究上の不正―.日本コラージュ療法学会ニュースレター，2010，2：2-3.

　森谷寛之，服部令子.コラージュ療法における間違った普及の背景について―資料「おおず講演記録（杉浦，2000）」を参照にして―.臨床心理研究―京都文教大学心理臨床センター紀要，2012，14.

　森谷寛之，服部令子.いわゆる「同時制作法」に対する批判的考察.コラージュ療法学研究，2012，3.

　村井靖児.書評『コラージュ療法入門』.こころの科学，1994，54：74.

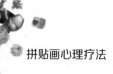

村上凡子.対人関係に課題をもつ児童を対象とした事例研究―コラージュ療法を中心として―.上越教育大学大学院学校教育研究科学校教育専攻生徒指導コース修士論文，1997.

村山久美子.コラージュ構成法―美術系専門学校生の反応―.第5回日本描画テスト・描画療法学会プログラム抄録集，1995，44.

中原睦美.外科領域での末期癌患者への心理療法的接近の試み―コラージュ・ボックス法を導入した2事例を中心に.心理臨床学研究，2000，18（5），433-444.

中原睦美.病体と居場所感―脳卒中・がんを抱える人を中心に.創元社，2003.

中原睦美.選択性緘黙2事例とのプレイフルなコラージュ・ボックス法の展開―三人で語り合う関係で発生したパーツ持参の意味を通して.コラージュ療法学研究，2001，2（1）：17-28.

中井久夫.コラージュ私見.1993//森谷寛之，等編.コラージュ療法入門.創元社，1993：137-146.

中井久夫.芸術療法学会の25年.日本芸術療法学会誌，1994，25：123-125.

中島美穂，岡本祐子.コラージュ継続制作における内的体験過程の検討.心理臨床学研究，2006，24（5）：548-558.

中村勝治.開業心理臨床におけるコラージュ療法，2004.//高江洲義英，入江茂，編.コラージュ療法・造形療法.岩崎学術出版，2004：59-75.

中村俊明，山下一夫.自己啓発としての体験コラージュの試み―高等学校の実験授業を通して―.鳴門生徒指導研究，1995：3-16.

中村隆夫.シュルレアリスムの運動のひろがり―アンドレ・ブルトンとフロイト，99.//中　山公男，総監修.木島俊介，編集.グレート・アーチスト別冊「モダンアートの魅力」―20世紀.アートの時代を眺望する―.同朋舎出版，1991：87-88.

中村俊明，深草光明，竹内章乃，山岡美和.特集：コラージュを相談活動に生かしてみよう.月刊学校教育相談,2004,9:22-37.

中村雄二郎.述語集—気になることば.岩波書店,1984.

中野陽子.コラージュ法にみる大学生の恋愛イメージ.鳴門教育大学学校教育学部学校教育専修生徒指導コース卒業論文.未発表,1997.

Naumburg. M. Dynamically Oriented Art Therapy: Its Principles and Practice. Grune & Stratton. Inc., New York.U.S.A., 1996.//中井久夫,監译.内藤あかね,译.力動指向的芸術療法.金剛出版,1995.

日本学術会議.科学者の行動規範について,2006,http://www.scj.go.jp/ja/info/kohyo/ pdf/kohyo-20-s3.pdf

日本心理臨床学会倫理委員会.倫理公告.心理臨床学研究誌,200,27(4):509.

西丸四方.精神医学.南山堂,1949.

西村則昭.コラージュ療法と外界への想像的な適応.心理臨床学研究,1997,15(3):258-269.

西村洲衞男.箱庭表現とその解釈.愛知教育大学研究報告,1981,30:95-108.

西村洲衞男.箱庭表現とその解釈—幼児の箱庭について—.愛知教育大学研究報告,1982,31:129-147.

西村洲衞男.箱庭療法における表現内容の解釈仮説 椙山女学園大学研究論集人文科学篇,2001,32:69-78.

西村喜文.重症心身障害者へのコラージュ療法の試み—コラージュ療法の意義について.心理臨床学研究,2000,18(5):476-486.

西村喜文.非行傾向生徒に対するグループ・コラージュの試み.心理臨床学研究,2006,24(3):269-279.

西村喜文.倫理公告—看過できない重要な警告—.日本コラージュ療法学会ニュースレター,2010,2,3.

西村喜文.乳幼児から思春期・青年期までのコラージュ表現の発達的特徴と臨床的研究.学位請求論文,2010.

西村喜文,大徳朋子,立川小雪.乳幼児のコラージュ表現の特徴と

臨床的研究.学位請求論文.京都文教大学，2011.

落合幸子.大学生のコラージュ作品に見られる顔の切断の意味.茨城県立医療大学紀要，2001，6：37-46.

緒方一子.母親に愛されないと訴え職場不適応を起こした事例についてーメッセージ性のあるコラージュ療法の試み.日本心理臨床学会第16回大会発表論文集，2000，504-505.

緒方一子.コラージュ療法2003.//日本産業カウンセリング学会，監修.実践入門産業カウンセリング.川島書店，2003：256-272.

生越達美.空へ，地へ，一歩前へー心身症状を訴える女子生徒のコラージュ療法.コラージュ療法学研究，2010，1（1）：65-80.

岡田敦，河野荘子.コラージュ表現とその治療的意義について．名古屋造形芸術大学・名古屋造形芸術短期大学紀要，1997，3：61-72.

岡田敦，河野荘子.うつ病者のコラージュ表現について．日本心理臨床学会第16回大会発表論文，1997：346-347.

岡田敦.「大コラージュ・ボックス法」の実際．森谷寛之・杉浦京子編（1999）コラージュ療法.現代のエスプリ，19999，386：78-83.

岡田敦.分裂病者のコラージュ表現について—「大コラージュ・ボックス法」の臨床的利用，1999.//森谷寛之，杉浦京子，編.コラージュ療法．現代のエスプリ，1999，386：118-131.

岡田敦.コラージュ療法—精神分裂病のコラージュ療法．臨床精神医学，増刊号，2001：97-102.

岡田敦.分裂病者のコラージュ表現をとらえる分析枠の検討—作品構成から見た「心的空間」の病理（その1）ー．椙山女学園大学研究論集（人文科学篇），2002，33：115-133.

岡田敦.劇化（dramatization）について．椙山女学園大学研究論集（人文科学篇），2003，34：51-63.

岡田敦.事例3：C男「コラージュ表現」を用いた統合失調症男性の心理療法過程，2004//成田善宏，編著.臨床心理学の実践1—心理療法の実践.北樹出版，2004：176-179.

岡田敦.精神科臨床におけるコラージュ療法, 2004.//高江洲義英, 入江茂, 編.コラージュ療法・造形療法. 岩崎学術出版, 2004: 15-38.

岡田康伸.S.D.法によるサンド・プレイ技法の研究.臨心研, 1969, 8（3）: 151-163.

岡田康伸.箱庭療法の基礎.誠信書房, 1984.

岡田洋子.幼児における情緒障害診断の試みーワールド・テストによるー.東洋英和女学院短大論集, 1962, 1: 31-49.

岡部雅子.米国でのアートセラピーの体験. 臨床描画研究, 1988, 3: 219-226.

Olson, E. W. The mind's collage: Psychic composition in adult life. Dissertation Abstracts International, 1977, 38（3-B）: 1413-1414.

大前玲子.箱庭による認知物語療法—自分で読み解くイメージ表現.誠信書房, 2010.

大沢卓郎, 日下部康弘, 山下晃弘, 加藤敏.分裂病2症例のコラージュと描画の比較—集団レクリエーションの作品を通してー. 芸術療法学会誌, 1998, 29（1）: 16-25.

Ratcliffe, E R. The old masters art collage: An art therapy technique for heuristic self-discovery. Art Psychotherapy, 1977, 4: 29-32.

Riley, S.The advantages of art therapy in an outpatient clinic. American Journal of Art Therapy, 1987, 26: 21-29.

斉藤真.箱庭表現の脱直解化. 箱庭療法学研究, 1989, 2: 42-51.

佐川栄子, 藤掛明, 吉田里日, 福田恵美.非行少年のイメージの推移について—少年鑑別所における変化. 犯罪心理学研究, 1996, 34: 22-23.

佐野友泰, 土田昌司.コラージュ療法における素材統制のためのイメージ抽出.明星大学心理学年報, 1999, 17: 135-142.

佐野友泰, 土田昌司.コラージュ療法における素材統制のためのイメージ抽出（Ⅱ）—頻出イメージのカテゴリー分類ー. 明星大学心理学年報, 2000, 18: 25-33.

佐野友泰.リラクセーションを中心として認知行動トレーニングの被虐待経験児への適用．神奈川県精神医学会誌，2000，50：53-61.

佐野友泰.コラージュ作品の貼付形式と性格特性の関連．明星大学心理学年報，2001，19：47-55.

佐野友泰.コラージュ作品に表現されるストレスコーピング・スタイル．神奈川県精神医学会誌，2001，51：19-24.

佐野友泰.コラージュ作品の解釈仮説に関する基礎的研究―コラージュ作品の客観的指標とＹＧ性格検査，ＭＭＰＩとの関連．日本芸術療法学会誌，2002，33（1）：15-21.

佐野友泰.コラージュ療法に関する基礎的研究―芸術療法小史・展望と課題・実証的探索研究より―．学位申請論文（明星大学），2006.

佐野友泰.コラージュ療法研究の展望と課題Ⅰ―事例研究の動向．芸術療法学会誌，2007，38（2）：6-16.

佐藤仁美.さまざまな表現技法を用いた登校拒否児の心理療法過程―クライエントとともに作ることの意味―．箱庭療法学研究，1994，7（2），45-56.

佐藤仁美."私を求めて"―18歳女性のコラージュ・箱庭療法過程．箱庭療法学研究，1997，10（2）：38-53.

佐藤仁美.『交換コラージュ』を用いた心理療法の試み―カウンセリングの一技法として―．芸術療法学会誌，1998，29（1）：55-63.

佐藤仁美.ぼくらのコラージュ．くだかけ社，2001.

佐藤仁美.看護教育におけるコラージュ活用の試み―自己理解・他者理解・相互理解．心理臨床学研究，2003，21（2）：167-178.

佐藤美刈.Family Art Psychotherapy.臨床描画研究，1988，3，229.

佐藤静.コラージュ療法の基礎的研究―コラージュ制作過程の分析―.心理学研究，1998，69（4）：287-294.

佐藤静.コラージュ作品構造と素材図版の推移連鎖構造の分析．心理学研究，1999，70（2）：120-127.

佐藤静.コラージュ制作過程の研究．風間書房，2001.

佐々木由利子.クラブ活動の試練で落ち込んだ女子大学生へのコラージュ療法.学生相談研究,1995,16（1）：11-19.

澤田利幸.コラージュによる児童の内面的理解—その学校臨床への試み—.鳴門教育大学大学院修士論文,1997.

澤田七郎.コラージュ構成法テストにおけるイメージの共有化について.芸術療法学会誌,1995,26（1）：103-106.

芝三知世.新入学児童の学校適応過程におけるコラージュ表現の推移について.鳴門教育大学大学院修士論文,1997.

芝三知世.新入学児童の学校適応過程におけるコラージュ活動の試み,1999//森谷寛之,杉浦京子,編.コラージュ療法.現代のエスプリ,1999,386,186-193.

下山寿子.家庭内暴力及び登校拒否を示す女子中学生の変化—コラージュを中心として—.心理臨床事例集—日本教育臨床研究会—,1991,2：24-36.

下山寿子.訪問面接にコラージュ療法を試みて—表現との関わりの促進として　立教大学教育学科研究年報,1992,36：53-64.

下山寿子.コラージュ表現における同時制作法の意義—カウンセラーとクライエントとのかかわりを視点として—.1994年度博士課程予備論文,立教大学大学院文学研究科教育学専攻,1994.

下山寿子.思春期相談におけるコラージュ療法—女子不登校生徒を対象として,2004.//高江洲義英,入江茂,編.コラージュ療法・造形療法.岩崎学術出版,2004,123-144.

篠田達美,建畠哲.騒々しい静物たち—モダンアート100年（Ⅰ）.新潮社,1993.//芸術新潮2—特集謎の男マルセル・デュシャン.新潮社,2005,2.

曽我部誠.保健室登校児へのカウンセラー的かかわりに関する事例研究—コラージュ療法・物づくりとコンサルテーションを中心として—.平成11年度長期研修生研究報告書（徳島県教育研修センター／徳島県情報処理教育センター）,1990,46：205-216.

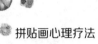

Strugess, J.The magazine picture collage: A suitable basis for a pre-field-work teaching clinic. Occupational Therapy in Mental Health, 1983, 3（1）: 43-53.

菅原教夫.レディ・メイドーデュシャン覚書ー.五柳書院, 1998.

杉浦京子, 入江茂.コラージュ療法の試み. 芸術療法, 1990, 21: 38-45.

杉浦京子.学生相談におけるコラージュ療法の試み. 学生相談センター報告書, 1990: 33-41.

杉浦京子.コラージュ療法の治療的要因と特徴について. 日本医科大学基礎科学紀要, 1991, 12: 21-28.

杉浦京子.コンピュータストレスの大学院生のケース.心理臨床事例集ー日本教育臨床研究会ー, 1991, 2: 52-64.

杉浦京子, 森谷寛之, 入江茂, 服部令子, 近喰ふじ子.体験コラージュ療法.山王出版, 1992.

杉浦京子.コラージュ療法ー基礎的研究と実際.川島書店, 1994.

杉浦京子.集団コラージュの自己開発的意義について.日本心理臨床学会第16回大会発表論文集, 1997: 400-401.

杉浦京子.同時制作法　森谷寛之・杉浦京子編（1999）コラージュ療法.現代のエスプリ, 1999, 386: 70-71.

杉浦京子.私のコラージュ事始とコラージュ療法の始まり.アーツセラピー研究所紀要, 2006, 1: 52-56.

杉浦京子.コラージュ療法の起源.芸術療法学会誌, 2009, 38（2）: 63-65.

鋤柄のぞみ.コラージュ・アクティビティに伴う内的体験の変化ー孤独感を制作テーマにしてー.心理臨床学研究, 2005, 23（4）: 492-497.

鈴木恵.アメリカにおけるコラージュ療法, 1999.//森谷寛之, 杉浦京子, 編.コラージュ療法. 現代のエスプリ, 1999, 386: 59-66.

高江洲義英.書評「杉浦京子著　コラージュ療法ー基礎的研究と実践」川島書店.//精神療法, 1994, 20（6）: 557-558.

高江洲義英，入江茂，編.コラージュ療法・造形療法.岩崎学術出版，2004.

滝口正之.コラージュ療法の基礎的研究—小学生の発達段階による表現特徴—.鳴門教育大学大学院修士論文，1995.

徳永桂子.『自分らしさを表現し，互いに認め合う学級づくり—コラージュ技法を用いての一考察』（平成6年度・長期研修生研修報告）.香川県教育センター，1994.

東野芳明.マルセル・デュシャン.美術出版社，1997.

東野芳明.マルセル・デュシャン「遺作論」以後.美術出版社，1997

徳田良仁.序にかえて—コラージュ療法の新しい展開によせて，1993.//森谷ほか.コラージュ療法入門，i–v，創元社，1993.

Y．T．書評『体験コラージュ療法』『コラージュ療法入門』.心と社会.日本精神衛生会，1994，25（1）：135–136.

徳田良仁.てらぺいあ—コラージュ療法から考える.精神療法，2004，30（1）：23.

鳥丸佐知子.コミュニケーションワーク活性剤としてのコラージュの有効性について．京都文教短期大学研究紀要，2007，46：109–119.

鳥丸佐知子.コミュニケーションワーク活性剤としてのコラージュの有効性についてⅡ．京都文教短期大学研究紀要，2008，47：22–31.

土田昌司，佐野友泰.コラージュ技法における触感覚の意味と解釈.明星大学心理学年報，2001，19：35–45.

土永葉子，吉野啓子.思春期女子事例のコラージュ作品における「顔表現」について—目の「モンタージュ化と書き込みによる顔表現の変化を通して」—．第34回日本芸術療法学会発表論文集，石和観光ホテル，山梨，2002，13.

筒井康江.中学生のコラージュ表現と性格特性との関連についての研究．岡山大学大学院教育学研究科学校教育臨床専攻修士論文，2004.

上野雅弘.成人受刑者のコラージュ．犯罪心理学研究，1997，35：82–83.

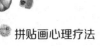

浦川聡，菅弘康，藤原茂樹.イメージから現実へ—ある分裂病者に対する絵画およびコラージュ療法と『言葉による題名作り』—.日本芸術療法学会誌，2000，31（1）：24–31.

Wehr, G. Carl Gustav Jung: Leben, Werk, Wirkung. Kosel-Verlag GmbH & Co., Munchen, 1985//村本昭司，译.ユング伝.創元社，1994.

矢幡久美子.コラージュのなかの文字表現—居場所探しのテーマ.心理臨床学研究，2003，21（5）：450–461.

山上榮子.コラージュ解釈仮説の試み（その1）—スコアリング・カテゴリーの提案.コラージュ療法学研究，2010，1（1）：3–16.

山上榮子.コラージュ解釈仮説の試み（その2）—ペルソナ理論を含む質的分析を加えた統合解釈をめざして.コラージュ療法学研究，2010，1（1）：17–29.

山本映子，北川早苗.不登校児支援における宿題コラージュ法・かばん登校の効果—小学1年次より毎年不登校を繰り返す事例を通して—.人間と科学—県立広島大学保健福祉学部誌，2007，7（1）：111–123.

山本映子，木島ほづみ，吉岡由美子，宮本奈美子.慢性統合失調症患者における音楽療法とコラージュ療法の併用効果.人間と科学—県立広島大学保健福祉学部誌，2007，7（1），155–168.

山本映子.コラージュ療法の起源とその発展および看護における現状と課題.人間と科学—県立広島大学保健福祉学部誌，2008，8（1），17–24.

山中康裕.少年期の心.中公新書，1978.

山中康裕.箱庭の風景.こころの科学，1985，4：63–70.

山中康裕.分析心理療法（ユング派），精神療法による自己実現.精神科，1984，15.//吉松和哉，編.精神療法の実際.金原出版：23–33.

山中康裕.箱庭療法.第20回芸術療法学会論文集，1988，37.

山中康裕.絵画療法と表現心理学.臨床描画研究，1989，4：63–95.

山中康裕，編著.表現療法.ミネルヴァ書房，2003.

山根敏宏.コラージュ療法の基礎的研究—中学生の表現特徴—.鳴門

教育大学大学院修士論文，1996.

　山根敏宏，森谷寛之.中学生のコラージュ作品に関する調査研究.箱庭療法学研究，1999，12（2）：90-98.

　山根和子.色彩コラージュ法の考案と中学校での実施.鳴門教育大学大学院修士論文，2002.

　横尾忠則.横尾忠則のコラージュ・デザイン.河出書房新社，1977.

　湯浅孝男，津軽谷恵，石井奈智子，高橋恵一.痴呆高齢者のコラージュの特徴と分析.秋田大学医学部保健学科紀要，2003，11（2）：135-140.

　湯川秀樹.物理講義.講談者文庫，1977.

后　记

今天终于将在很长一段时间里笔者一直记挂的课题汇总成书，心中的那块大石头终于落下了。翻阅这本书的读者如果对于笔者带有强烈自我主张的文字感到违和，或者觉得些许不快的话，笔者在此由衷地表示歉意。请让笔者在此事先申明，这绝不是笔者乐意为之的。

笔者是在一个很偶然的机遇下，在提交博士论文之后有段时间比较空闲，意外发现了拼贴画心理疗法，有种无意间捡到了宝物的感觉。之后的学者们比笔者在这个领域作了更多的贡献，积累了更多研究成果，这意味着有很多学者在这个领域开展了研究。在1990年发表了艺术疗法学会杂志论文，并汇总了名为《拼贴画心理疗法入门》的作品之后，笔者感觉已经完成了自己的基本任务。

可是，姑且不管笔者是不是这样觉得，不知何时拼贴画心理疗法从笔者的业绩里消失了，反而成为别人的囊中之物了。为什么如此明确地在《拼贴画心理疗法入门》这本书中写着的事实会被忽略，而犯了那么大的错误呢？笔者表示无法理解。尤其如服部令子女士为笔者证言说过的："在东京，森谷一直没有存在过。"这到底是怎么回事呢？对于学术研究而言，这个问题不能就这样放任不管。本书中充斥着一种紧张的氛围，那是因为笔者不得不进行正当防卫，用以维护作为学者的权利。这种防卫既是笔者以及服部女士的权利，也是为了守护对待科学该有的尊严和信赖。希望笔者的做法没有变成过度防卫。值得庆幸的是现在这个问题，包括它的背景都已经解释得很清楚了。特别期待随着本书的出版，这个问题可以就此做个了结。

反言之，这本书也由于这一连串的问题无法解决而一直拖着无法出版。在更早之前就决定出版的书，延迟至今最主要的理由也是因为它。首先，由衷地对服部令子女士表示感谢，感谢她为笔者诚心诚意并尽全力去举证解释这个问题。如果没有服部女士提出这个问题并提供信息的话，笔者一个人是无论如何也没有办法解决这个问题的。笔者最初也只是感到很奇怪，也因为当时笔者居住在距离东京很遥远的小地方，无法获知东京的状况，因此笔者充其量只能去指出1987年与1989年的年份被弄错了，心想等笔者死后也许会有哪个认真做研究的学者在评论先行研究文献时，可以注意到这个错误，然后帮忙指出这个问题。在笔者还精力充沛之时，可以将这件事的全貌弄清楚，笔者是完全没有想过的，觉得实在是幸运。服部女士是个热心的基督教徒。她曾经为我说过这样一段话："神特意将我作为唯一的证人，放了东京，神肯定从一开始就知道事情的原委"。对于笔者而言，这段话实在是特别珍贵。

另外，拼贴画心理疗法发展过程以及发现这个问题的过程当中，有许多人给予笔者援助。当初除了笔者以及服部女士外，其他人都弄错了。不，事实上是笔者以及服部女士都往善意的方向产生了错觉。这个证实工作非常孤独，可是在那过程中，幸好还有同伴与笔者共同承担，并一直鼓励笔者。西村喜文先生以及今村友木子女士给予笔者非常多的鼓励。拼贴画心理疗法学会设立时，得到了许多人士的援助。对于橘玲子、中村胜治、大前玲子、川濑公美子、山上荣子、佐藤仁美、加藤大树、岩冈真弘等人士，笔者在这里表示谢意。

拼贴画心理疗法虽然是在很偶然的机遇发现的，可是适用范围非常广。笔者祈祷它在遵守适当的规则的同时，可以对临床心理实践有所贡献，以及在地震灾害等心理健康的实践过程中也有所成效。

笔者对于出版本书的金刚出版社的弓手正树先生大量辛苦的编辑工作，表示感谢。

最后对于本书出版时京都文教大学给予的出版援助，笔者同样表示感谢。

写于日本大震灾当年年末

2011年12月19日

215

译后记

森谷宽之教授是"九分割统合绘画法"和"拼贴画心理疗法"的创始人。1987年，他结合了毕加索的美术拼贴画的艺术价值和箱庭疗法的经验，使得拼贴画心理疗法在日本诞生，并在日本的心理临床实践中得到了承认和发展，迄今积累了丰富的个案经验和研究调查。

二十年后的2007年，森谷宽之教授终于来到中国亲自倾囊相授这个疗法。这个契机是2007年8月在苏州举办的第一届表达艺术心理疗法国际学会大会。在大会中，森谷教授应邀开设了三天会前工作坊，详细介绍并讲解了自创的这两种心理疗法。我非常荣幸担当了工作坊的全程翻译，对于当时热烈的气氛以及座无虚席的场景，至今仍然记忆犹新。

正如森谷宽之教授在本书《中文版序》中介绍的那样，我与森谷教授曾是京都文教大学的同事。京都文教大学创建于1996年，迄今仍是日本唯一的一个大学本科就拥有临床心理学部，并且有资格授予临床心理学博士学位的大学。大学创建初期，河合隼雄先生担任该校的学术顾问，召集了众多日本著名且拥有丰富心理临床经验的专家和教授。

犹记得在京都文教大学任教的那个时候，自己还是一个只有区区几年心理临床经验的大学助教。由衷感谢一直有那么多师长们的谆谆教诲，让我得以顺利成长至今。其中尤其特别感谢森谷宽之教授和酒木保教授的指导和扶持，让我对表达艺术心理治疗产生了浓厚的兴趣，并能够坚持走到现在。

作为第一个在日本考取了日本临床心理士资格的中国人，这十多年来我一直致力于把日本先进成熟的咨询与治疗方法介绍到中国来。其中包括：

　　1.国分康孝.现代男女婚恋心理诠释.吉沅洪，译.江西人民出版社，2000.

　　2.松原达哉.生活分析的心理咨询——理论和技法.樊富珉，吉沅洪，译.中国轻工业出版社，2008.

　　3.德田良仁，大森健一，饭森真贵雄，中井久夫，山中康裕.艺术疗法.吉沅洪，黄正国，顾佩灵，铁拳，穆旭明，译.江苏教育出版社，2010.

　　4.皆藤章.风景构成法.吉沅洪，陶新华，张磊，黄正国，郝玲燕，金开宇，译.中国轻工业出版社，2011.

　　《拼贴画心理疗法》作为第五本与中国读者见面的作品，真的让人感到非常的高兴和期待。本书以十分平易朴实的语言为我们讲述了拼贴画心理疗法的历史、理论背景、发展过程、实践操作、作为评估技术的使用，以及拼贴画作品的理解方法，还介绍了拼贴画心理疗法的个案事例。本书适合所有的心理咨询师和精神科医生、教师、护士等专业人士阅读和使用。对于高校教师和学生而言也是十分难得的优秀教材。

　　我想特别感谢的是本书的翻译团队，他们是日本立命馆大学应用人间科学研究科的研究生。在2012年樱花绽放的季节，我来到了立命馆大学开始任教，他们是我带出的第一批优秀的中国留学生。他们不仅对翻译工作十分认真和负责，而且迫切地希望拼贴画心理疗法可以被介绍到中国，让更多中国的心理咨询师得以了解和掌握，这样可以造福更多的来访者。他们的这种拳拳之心让我感到非常的欣慰和敬佩。

　　其中翻译担当部分分配如下：祝心怡，第一章和第七章前半部分；汪为，第二章；马珊珊，第三章和第四章；唐妍，第五章；陈婷婷，第六章和第七章后半部分。全书最后由吉沅洪统稿、校对、修改和审定。

　　日本和中国是一衣带水的邻邦，在文化上有着密不可分的关系。1987年拼贴画心理疗法在日本诞生，并且在日本的心理临床实践中得到了承认和发展。拼贴画适用于从精神病或神经症患者到普通健康的人群，幼儿至老人的几乎所有的年龄段，可以说是艺术疗法之中适用范围最广的疗法之一。但是想要使拼贴画心理疗法在中国生根发芽和普及，还需要一个本土化过程。译者们坚信，在不久的将来，拼贴画心理疗法一定会在中国得到越来越多的心理临床工作者的认识、接受和使用。

最后，衷心感谢在本书的翻译过程中，给予了极大帮助的重庆出版集团的刘喆女士。

是为译者后记。

吉沅洪

2016年5月8日母亲节于日本京都

各年龄段来访者的拼贴画作品

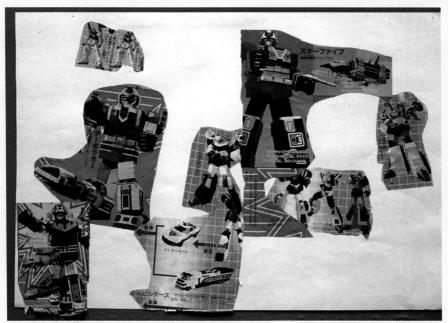

◆ 小学二年级男生的"侵入式"作品

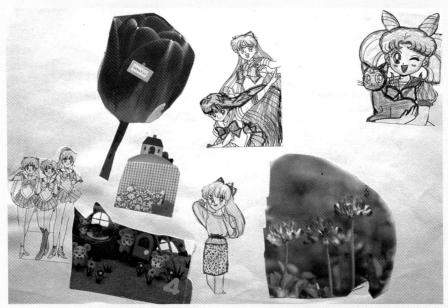

◆ 小学二年级女生的"包含式"作品

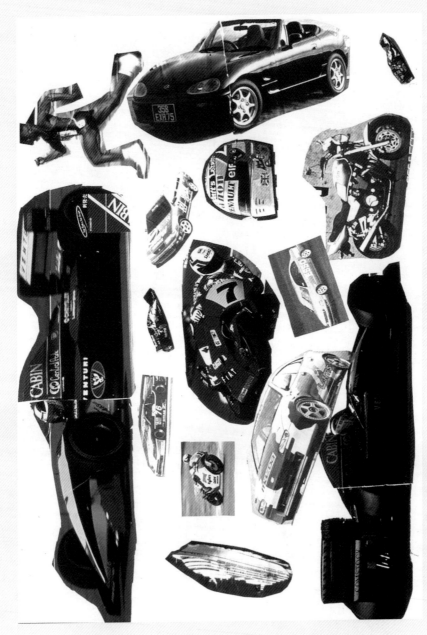

◆ 小学四年级男生的 "激烈的动作" 作品

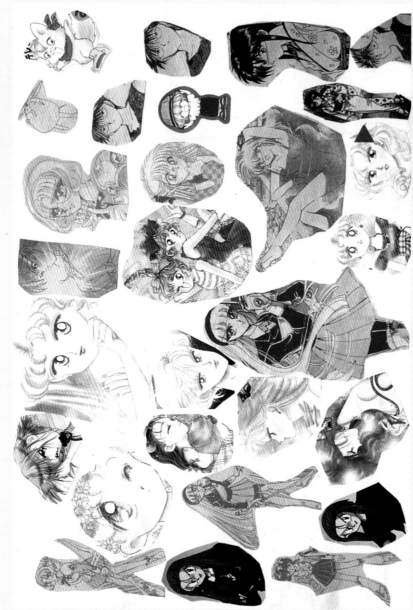

◆ 小学四年级女生的 "各种各样的表情·态度" 作品

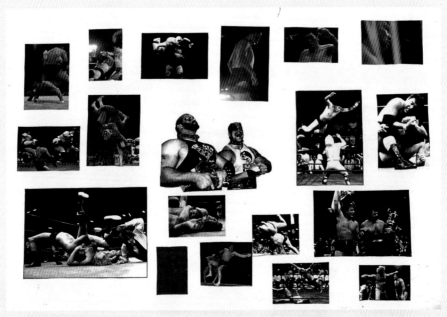

◆ 小学六年级男生的"男士同胞的联结"作品

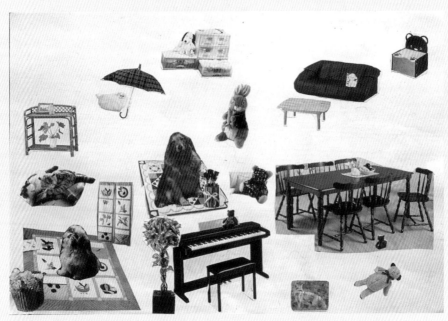

◆ 小学六年级女生的"家庭·室内风景"作品

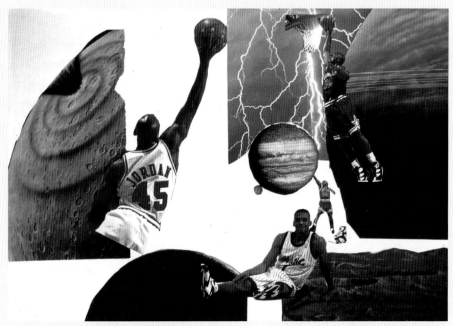

◆ 中学一年级男生的"身体的骤然发育"作品

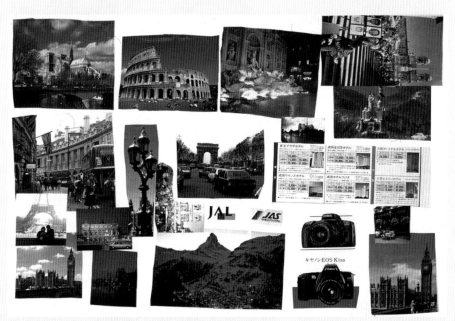

◆ 中学二年级男生的"时空的扩展"作品

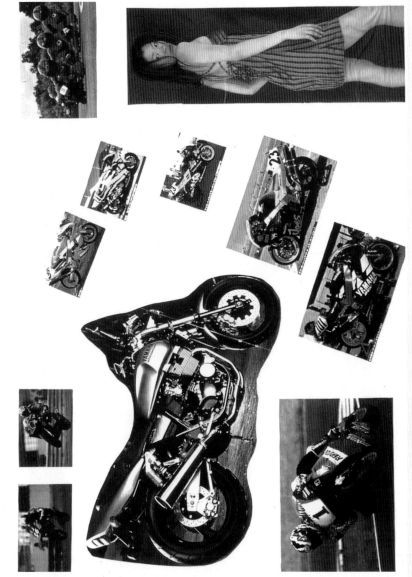

◆ 中学二年级男生的 "对于异性的靠近与回避" 作品

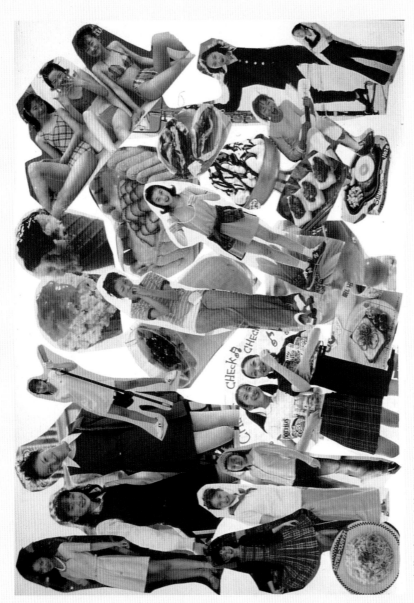

◆ 中学三年级女生的"只有女生的世界"作品

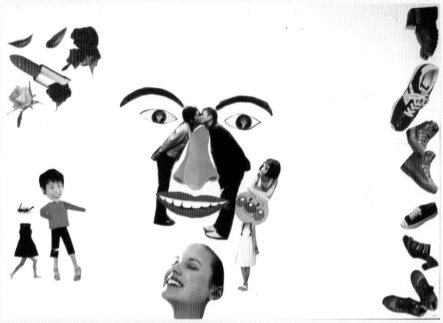

◆ 中学三年级女生的"拼贴画身体像"作品

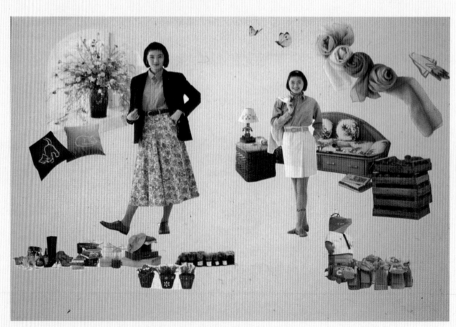

◆ 成年早期——大一女生的"人格面具的形成"作品

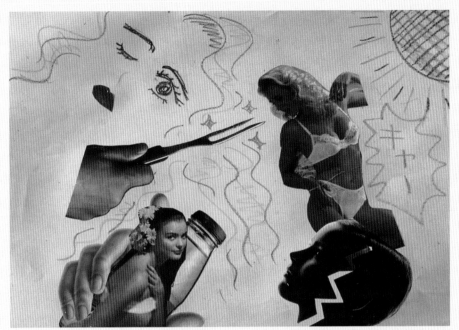

◆ 成年早期——大二女生的"亲密性的课题·异性的入侵"作品

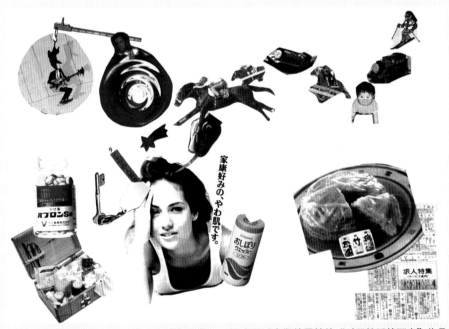

◆ 成年早期——20岁组后半期的男性的"对于接近的不安"作品

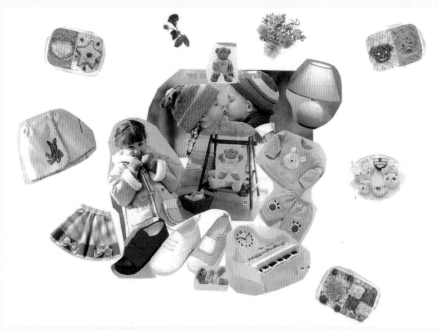

◆ 30岁组女性的"成为母亲"作品

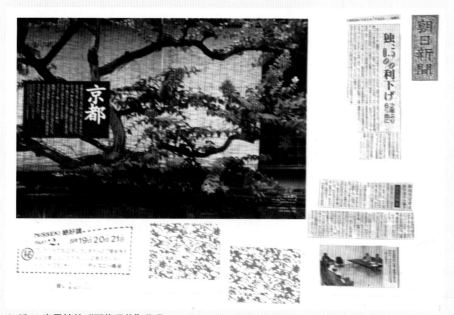

◆ 近60岁男性的"面临退休"作品

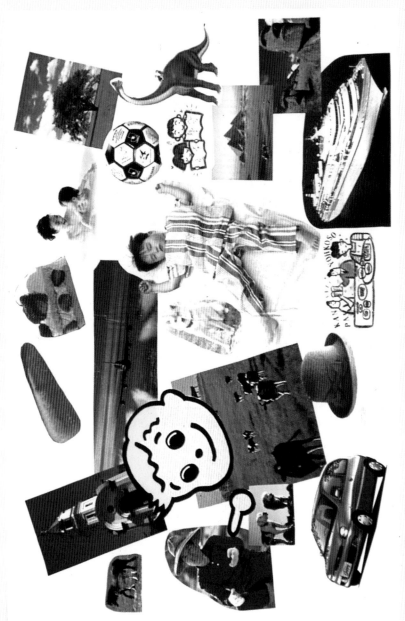

◆ 30岁组男性的"繁殖的课题——家庭与社会"作品

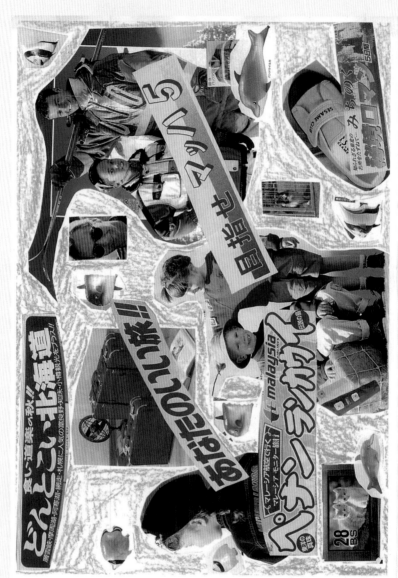

◆ 40岁组男性的 "壮年" 作品

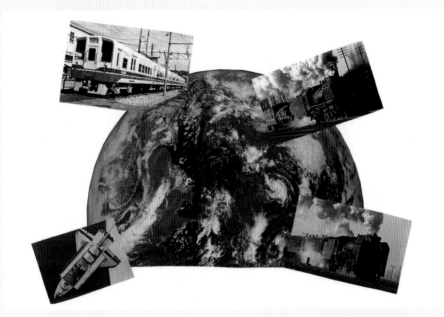

◆ 拼贴画1（第5次咨询）"出发去宇宙"

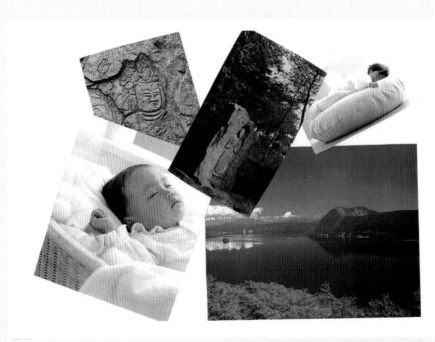

◆ 拼贴画2（第6次咨询）"无声的世界"

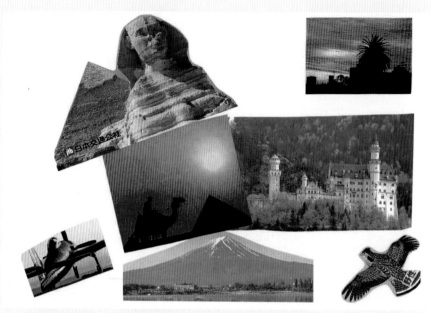

◆ 拼贴画3（第7次咨询）"周游世界"

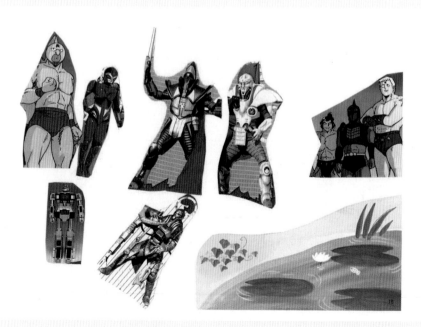

◆ 拼贴画11（第14次咨询）"动漫超人的世界"

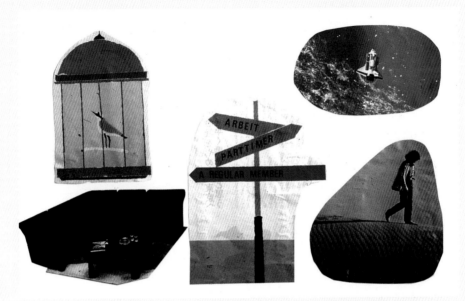

◆ 拼贴画1（第2次咨询）"启程"

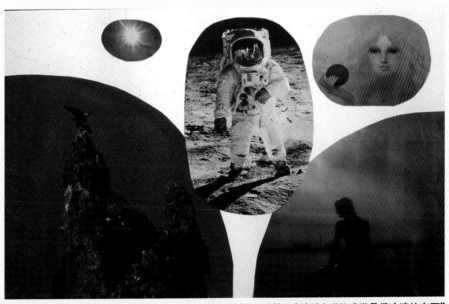

◆ 拼贴画2（第5次咨询）"总感觉是很冷清的东西"

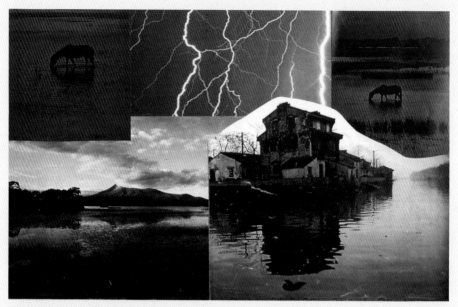

◆ 拼贴画3（第14次咨询）"闪电"

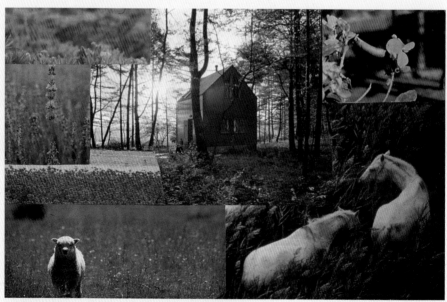

◆ 拼贴画4（第18次咨询）"阳光倾泻下来的景色"